マジやせ
黄金比レシピ

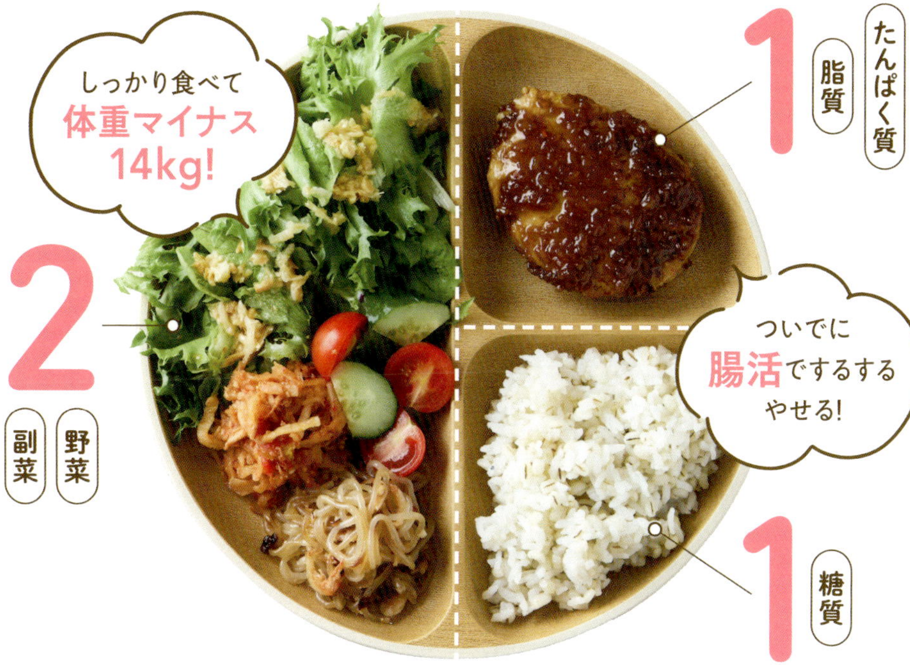

ダイエットのモチベを上げる人

まる

JN129578

KADOKAWA

こんにちは。

しっかり食べて14kgやせた

まるです。

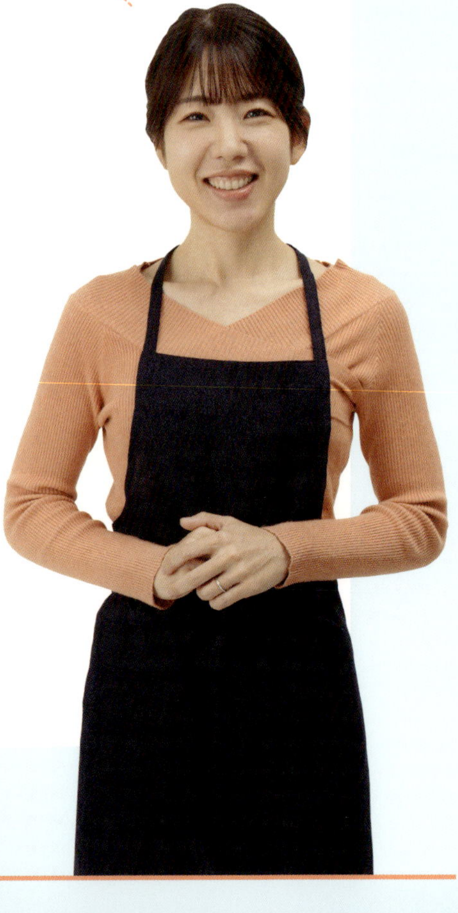

ひと目ぼれしたウエディングドレスを絶対に着たい！
その一心で、運動と食事を組み合わせて
3か月で12kgやせました。
食べることが大好きな私が
ダイエット中に試行錯誤してたどりついたのが

**「1：1：2」の割合で食べる
プレート法です。**

これが黄金比、やせます!!

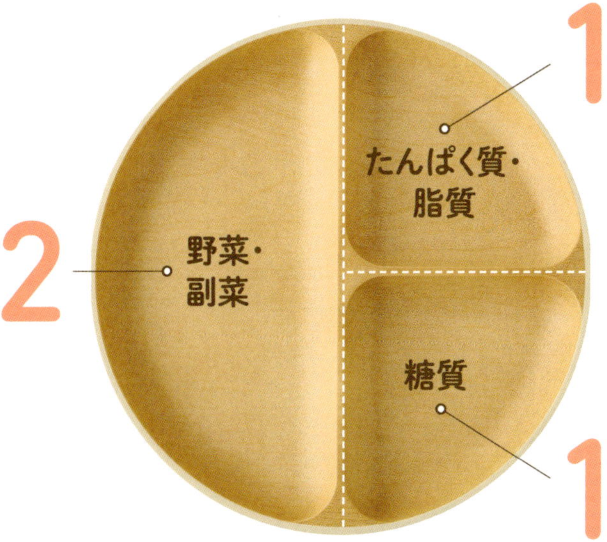

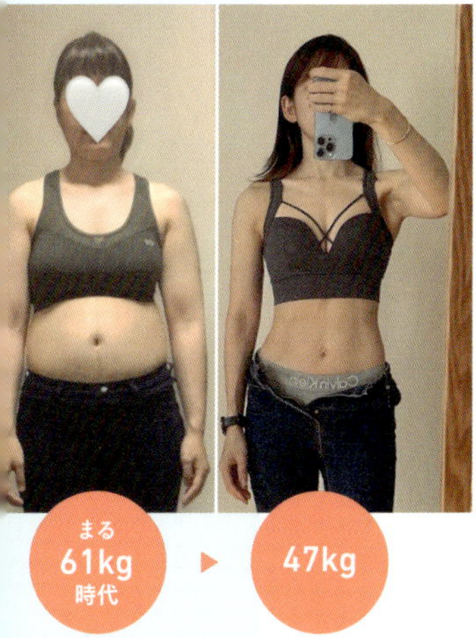

丸いプレート皿に
たんぱく質・脂質を1
糖質を1
野菜・副菜を2
の比率で盛り付けるだけで
ダイエットにおすすめの栄養バランスに。
いろいろ食べられて満足感もたっぷり。

目標体重をクリアして
ウエストも
マイナス30cmを達成！

でも、体重は落ちたものの むくみやすかったり、 肌あれや便秘が気になり……

そこでまずは、むくみ要因のひとつである、
食事の塩分量を見直すことに。
減塩のために麹を使った調味料を
使ってみたところ、2週間でさらにマイナス2kg！
麹調味料にはやせやすい体になる効果がたくさん！
麹に含まれる酵素の力で腸内環境が整って、
食事の消化・吸収の働きがよくなるので、
胃腸の負担が軽減するんです。

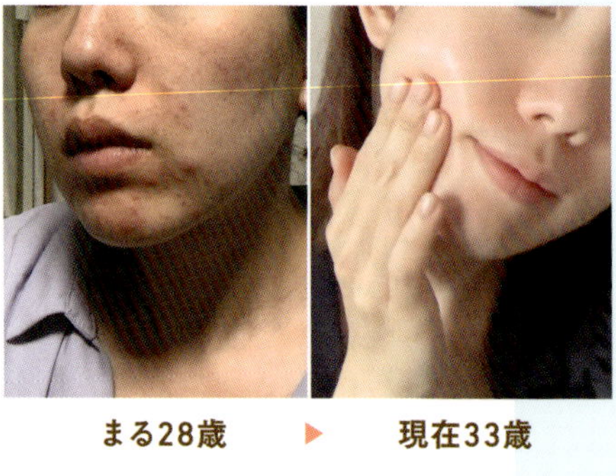

まる28歳 ▶ 現在33歳

塩麹を手作りして
腸活デビュー！

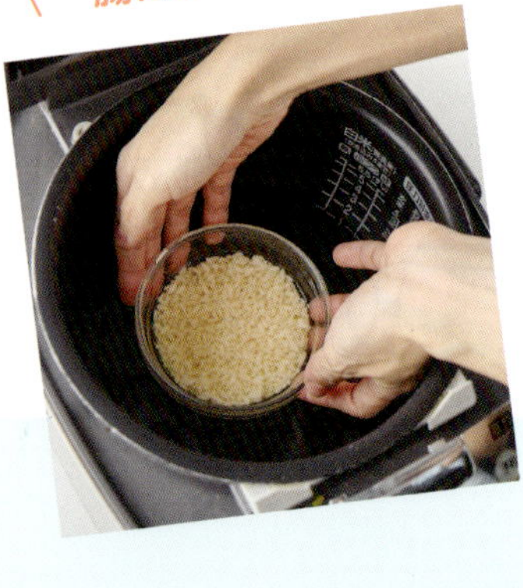

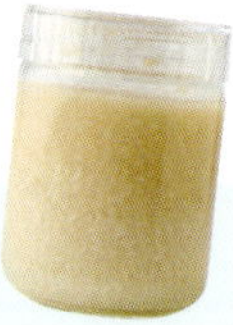

自然に「腸活」ができて、
むくみはもちろん、便秘解消、免疫力もアップ。
さらに美肌・美髪も手に入れちゃいました！

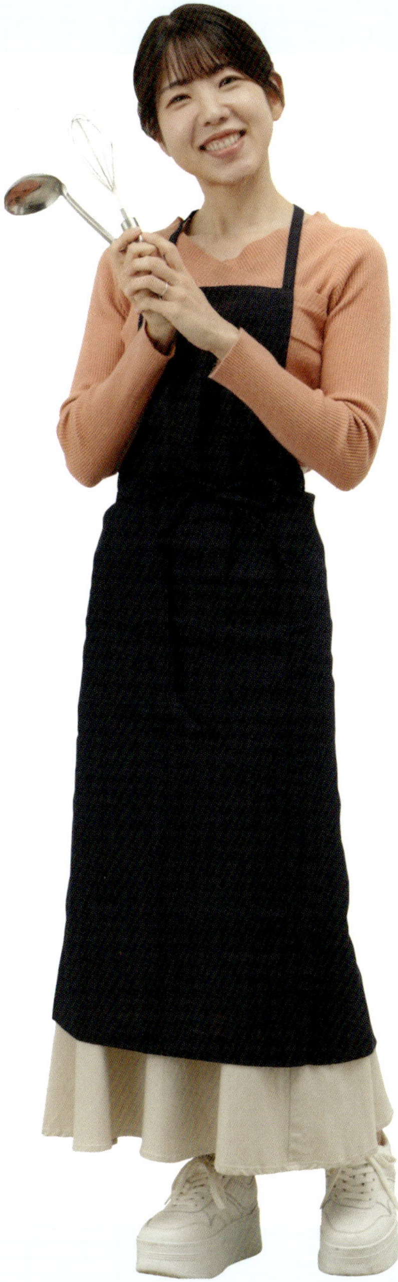

「黄金比」と「腸活」できれいに14kgやせてリバウンドもなし。

その極意を紹介します!!

目次

PART 1
マジやせ黄金比レシピ「やせるしくみ&レシピ準備編」

PART 2
マジやせ黄金比レシピ「たんぱく質・脂質編」

PART 3

マジやせ黄金比レシピ「野菜・副菜編」

PART 4 マジやせ黄金比レシピ「アレンジ編」

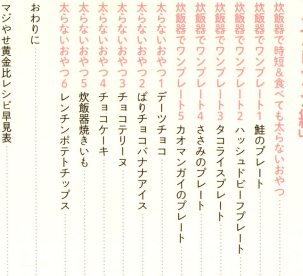

STAFF

ブックデザイン
今泉誠（imaizumi design）

撮影
北原千恵美

スタイリング
細井美波

撮影協力
池上悦美、磯村優貴恵、UTUWA

レシピ協力
キッコーマンこころダイニング株式会社
株式会社ALFOR（RESET）

DTP
ニッタプリントサービス

校正
宮本香菜

栄養価校正
磯村優貴恵

編集協力
加曽利智子

編集担当
今野晃子（KADOKAWA）

この本で紹介しているレシピについて

- ✓ 材料は基本的に2〜3人分で紹介しています。ただし、腸活調味料、作り置きができるレシピについては、揃える材料を考慮して作りやすい分量、私がいつも作っている分量になっています。
- ✓ 食材には個体差があり、個数は目安になります。
- ✓ 大さじ1は15ml、小さじ1は5mlです。
- ✓ 野菜は特に表記がない場合、洗う、皮をむくなどの手順は省略しています。
- ✓ 電子レンジは600Wを使用しています。500W、700Wなどを使用する場合には、様子を見ながら加熱してください。
- ✓ 炊飯器を使ったレシピで特に表記がないものは、4〜5合炊きの炊飯器で作っています。3合炊きの炊飯器を使う場合には、材料を少し減らすなどして、調整してください。
- ✓ 塩麹、しょうゆ麹はそれぞれ市販のもので代用可能です。
- ✓ 1歳未満の赤ちゃんがはちみつを食べると乳児ボツリヌス症にかかることがあるので、絶対に与えてはいけません。材料にはちみつの記載があるレシピを作る場合は、1歳未満のお子さんの口に入らないようくれぐれもご注意ください。

PART

1

マジやせ黄金比レシピ

「やせるしくみ&レシピ準備編」

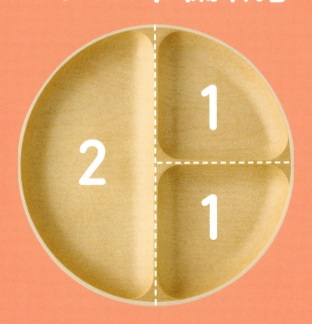

「マジやせ黄金比レシピ」は、
なぜしっかり食べてやせることができるのか、
その理由をお話しします。
腸活が進む調味料の作り方なども大公開!
糖質の上手なとり方についても紹介します。

マジやせ
黄金比で
やせるしくみ
①

「1：1：2」が食べてやせる黄金比

たんぱく質・脂質
糖質
野菜・副菜

しっかり**食べてやせる黄金比とは、「たんぱく質・脂質が1、糖質が1、野菜・副菜が2」**。この比率で直径25㎝程度の丸いお皿のうえに、主菜（たんぱく質・脂質）、主食（糖質）、副菜（野菜・副菜）を配膳すると、ダイエット中の食事として理想のバランスになります。

面倒なカロリー計算などは一切なし！　この「プレート法」で食事をするだけで無駄な脂肪が落ちていき、無理なく自然と理想の体重に近づいていきます。

1：1：2のプレート法でやせるポイントは次の2つ。

①脳や体を動かすために必要な栄養素はしっかりとる！

②体内にたまっている脂肪をがんがん燃やせるように糖質や脂質を抑える！

しかも、ワンプレートで盛り付けると、視覚的にもバラエティに富んでいるので目にも満足できて、食べすぎも防げます。

バランスよく「プレート法」

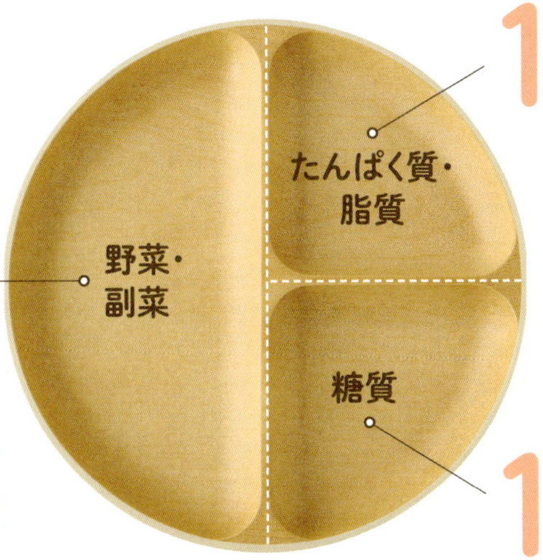

※各栄養素の摂取量(g)は、身長や基礎代謝によって変わってきますが、1日3食として1食あたりたんぱく質20g、脂質15g、炭水化物45g（MAX65g）、野菜や汁物は「もりもりたくさん!」がひとつの目安です。

▼

例えばこんな感じ!!

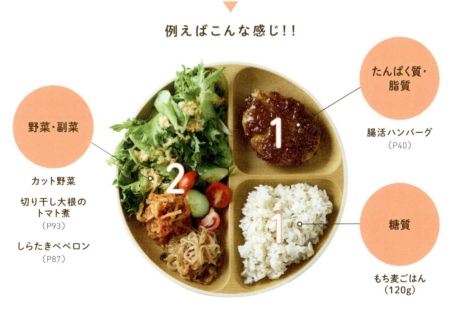

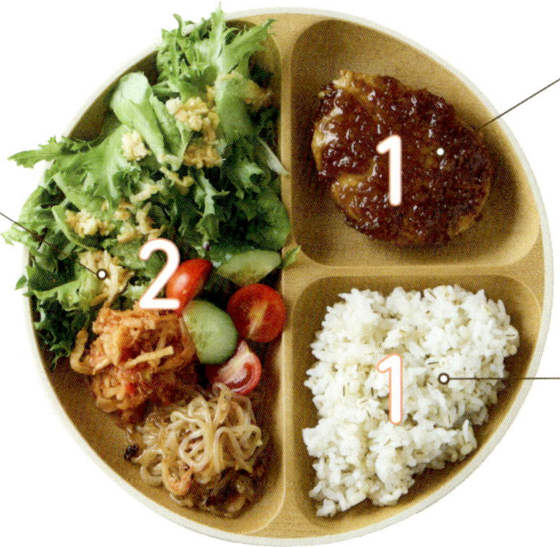

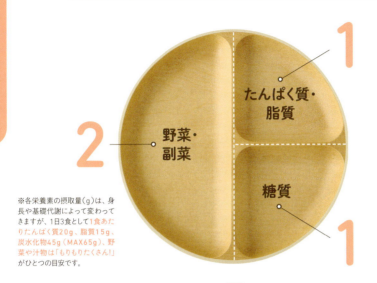

野菜・副菜

カット野菜

切り干し大根のトマト煮
（P93）

しらたきペペロン
（P87）

たんぱく質・脂質

腸活ハンバーグ
（P40）

糖質

もち麦ごはん
（120g）

マジやせ
黄金比で
やせるしくみ
②

まずは1日1食だけ「プレート法」にする

私が黄金比のプレート法を取り入れたのは、ダイエット中に糖質オフをしたところ、あるラインからなかなか体重が減らなくなってしまったことがきっかけ。栄養と摂取カロリーのバランスを考えて、ワンプレートに盛り付けて食事をするようになったのがはじまりです。

絶対にやせたい！　必ずダイエットを成功させたい!!　そんな人は、ぜひ1日3食すべてをプレート法にしてみてください。1週間続けたら、体もお肌もお腹も調子がよくなってくるのを実感できるはずです。

でも、食事の習慣を変えるのはなかなか大変……。そんな人は、**まずは1日1食をプレート法にすることからはじめてみてください**。慌ただしい朝の食事は、「ごはん、みそ汁、卵焼き」といった定番メニューが習慣になっている人が多いようなので、時間にも気持ちにも少し余裕が持てる、夕食から取り入れては？　**1：1：2の比率さえ守れば、何を盛り合わせるかは自由**。いろいろな組み合わせを楽しめます。

アレンジは自由自在！

[お肉のプレート]

主菜となるたんぱく質・脂質を、鶏もも肉を使った料理にしたプレート。糖質はシンプルにごはんにして、野菜・副菜にいろいろな種類を盛り付けて食べ応えのある一皿に。

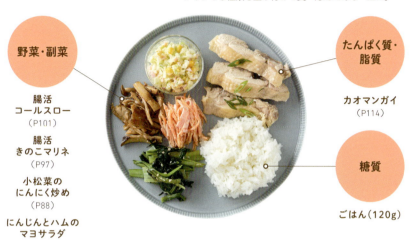

野菜・副菜

腸活
コールスロー
（P101）

腸活
きのこマリネ
（P97）

小松菜の
にんにく炒め
（P88）

にんじんとハムの
マヨサラダ
（P92）

たんぱく質・脂質

カオマンガイ
（P114）

糖質

ごはん（120g）

[お魚のプレート]

「たんぱく質＝肉」をイメージする人も多いかもしれませんが、魚も良質なたんぱく質が豊富。糖質に焼きいもを適量取り入れると、ダイエット中でも安心して甘いものが味わえます。

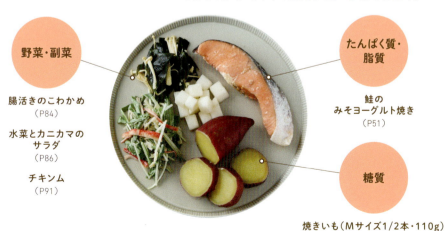

野菜・副菜

腸活きのこわかめ
（P84）

水菜とカニカマの
サラダ
（P86）

チキンム
（P91）

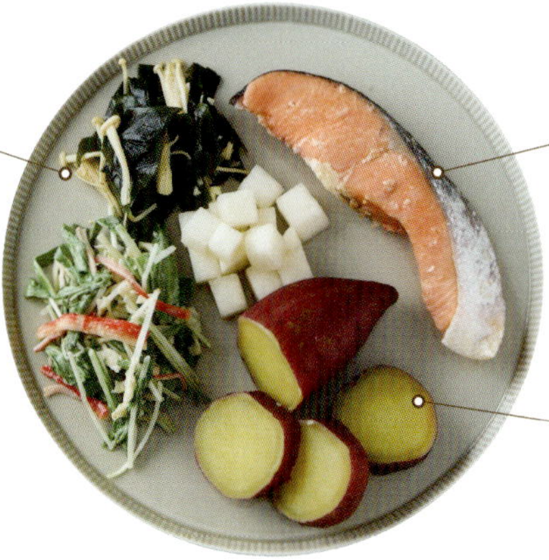

たんぱく質・脂質

鮭の
みそヨーグルト焼き
（P51）

糖質

焼きいも（Mサイズ1/2本・110g）

マジやせ
黄金比で
やせるしくみ
③

麹パワーで減塩＆腸活

私が「腸活」を意識するようになったのは、ダイエットをはじめて3か月で12kgやせたものの、停滞期に入った頃でした。脚がやせづらく、むっちり感が抜けないことも気になり、「塩分のとりすぎでむくんでいるのかも？」と考えました。そこでまず、食事でとりすぎてしまいがちな塩分の排出を促す効果がある、カリウムを多く含む食材を積極的にとるようにしました。にんじん、ブロッコリー、切り干し大根などです。

さらに、もともとの塩分摂取量を控えるために、料理では麹を使った調味料を使うように。**塩麹なら、塩と水を混ぜて作るので塩よりも少ない塩分量で、うまみやコクもプラスできます**。そのうえ、**麹には腸内環境を整える効果があり、腸活にも！** 食生活に「カリウム＋麹」を取り入れた結果、最終的に14kgのダイエットに成功しました。

この本では、麹調味料に加え、便秘改善に効果があると言われるオリーブオイルを使った調味料や、甘酒を使った万能だれの作り方と、それらを使ったレシピを紹介します。

腸が元気になる！　麹の腸活効果

麹とは、蒸した米、麦、大豆などに麹菌を加えて繁殖させたもの。なかでも、米麹には腸内環境を整える働きがあると言われています。さらにビタミンB群、食物繊維が豊富で、美肌や便秘解消をサポート！　また、しょうゆ、みそ、みりん、酢など日本の伝統的な調味料は、ほとんどが麹を使った発酵食品です。そこで私は、米麹を使って手作りの調味料を作っています。基本は塩麹としょうゆ麹ですが、アレンジでいろいろな調味料を作ってストックしています。

[私の愛用手作り腸活調味料たち]

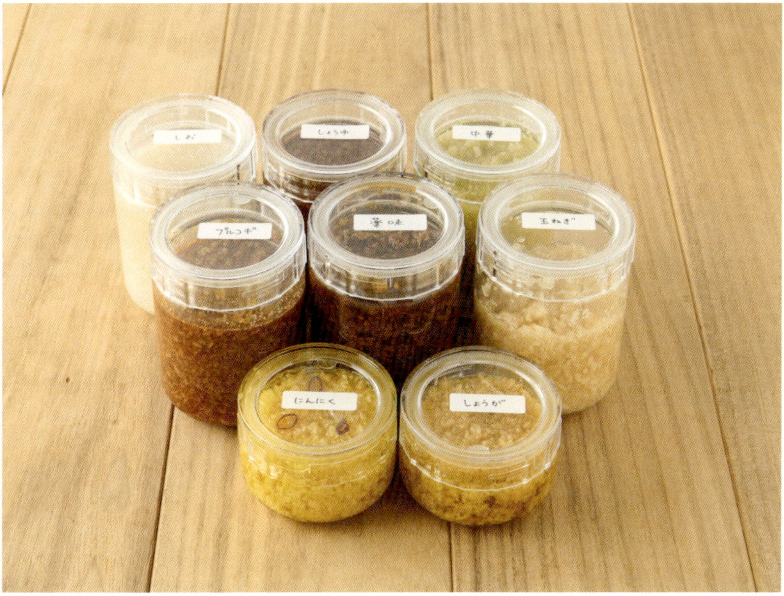

私が作っているのは、塩麹、しょうゆ麹、中華麹、プルコギ麹、薬味麹、玉ねぎ麹の6種類。
にんにくとしょうがのオリーブオイル漬けも「ゆる無添加」で安心です。

マジやせ黄金比レシピ
準備編
①

簡単に作れる！ 腸活調味料

腸活を美味しくサポートしてくれる、麹を使った調味料の作り方を紹介します。ＰＡＲＴ２〜４のレシピにも登場する、私がいつもよく使っているものばかりです。

ただし、全部を揃えないと「マジやせ黄金比レシピ」が作れないわけではありません。今回の本に登場する料理は、腸にうれしい食物繊維やカリウムがたくさんとれる材料ばかりなので、すでに立派な腸活レシピです。そのうえで、腸活調味料を使うと、さらなる効果が期待できます。

麹と聞くと「発酵とか大変そう」と思うかもしれませんが、炊飯器を使えば、難しい温度管理は不要。買うときの1／10くらいのコストでできます。

調味料を手作りするときの基礎知識

[調味料を保存する容器の消毒のやり方]

●煮沸消毒の場合

鍋に容器と水を入れてから火にかけ、ぐらぐらと80度以上のお湯で、10分以上煮沸します。その後、自然乾燥させます。耐熱温度が100度以上の容器に限ります。温度差による瓶の割れややけどに注意。

●アルコール消毒の場合

乾いた容器の内側とふたに吹きかけます。アルコールの度数は約70〜80％のものが最良と言われていて、「パストリーゼ」がおすすめです。

[発酵のおすすめのやり方]

私の推しは、炊飯器を使う方法です！

1. 炊飯器に50〜60度のお湯を入れる（容器に入れた麹の高さを超える量）。
2. 麹を入れた容器を入れ、濡れ布巾を全面にかぶせて炊飯器のふたを開けたまま保温ボタンを押して8時間おく。

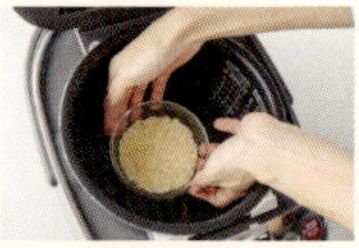

温度計がない場合、お湯の熱さは手を入れて「お風呂より熱い！」くらいでOK！

★P17「塩麹」〜P20「玉ねぎ麹」の作り方では、炊飯器を使って発酵させる方法のほかに、（常温の場合）と（ヨーグルトメーカーを使用する場合）も紹介していますが、自分に合った作り方で試してみてください。

＼ まずはこれが基本！ ／

塩麹

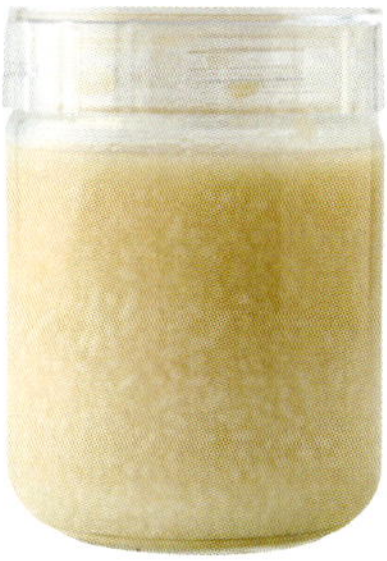

完成後は冷蔵庫で保存し、2～3か月で使い切りましょう。料理に使う分を取り出すときには清潔なスプーンを使ってね！

材料

米麹(乾燥)……100g
塩(天然塩がおすすめ)……30g
50度くらいのお湯……150ml

作り方

1. ボウルに米麹を入れ、固まっているところをほぐす。ほぐした麹と塩をすり合わせる。
2. お湯を沸かし、夏場は30分、冬場は20分ほど放置して50～60度のお湯を作る。
3. ①を清潔な瓶などの容器に入れ、②のお湯を麹の高さを超えるくらいまで注ぐ。
4. 炊飯器にお湯と水を1：1で入れ(②と同じ、50～60度のお湯になる)、③を容器ごと入れる。濡れ布巾をかけて1時間ほど保温する。
5. 2～3回かき混ぜる。

(常温の場合) ふわっとふたをして、直射日光の当たらない涼しい場所に1週間ほどおく。1日1回混ぜる。

(ヨーグルトメーカーの場合) 60℃で2時間。途中2～3回かき混ぜるとなおよい。

＼ 塩麹にトマトやにんにくなどを加えたアレンジ ／

サルサ麹

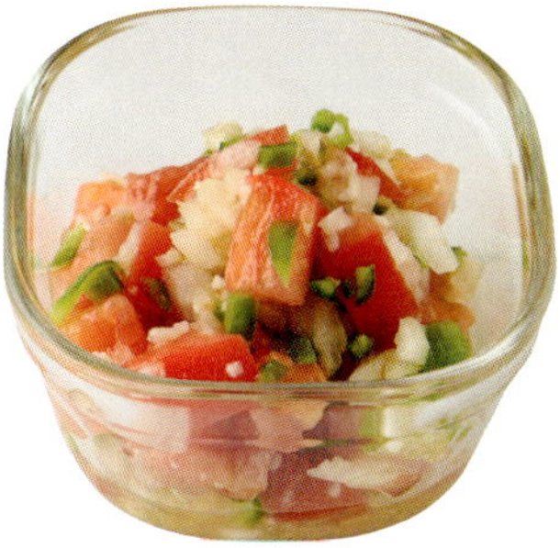

材料

玉ねぎ
(新玉ねぎがおすすめ)……100g
トマト……1個(150g)
ピーマン……1個(35g)
にんにく……1/2かけ

A
オリーブオイル……大さじ1
塩麹……小さじ2
レモン果汁……小さじ2
こしょう……ひとつまみ
一味唐辛子(タバスコ適量でも可)……ひとつまみ

作り方

1. 玉ねぎ、トマトは1cm角、ピーマンは粗みじん切り、にんにくはみじん切りする。
2. 消毒した清潔な容器に①とAを入れ、混ぜ合わせる。

すぐに食べられますが、15分以上冷蔵庫でおいたほうが味がなじみます。一味唐辛子の量で辛さをお好みに調整してください。冷蔵庫で2日ほど保存可能です。

しょうゆよりも少量で
味がつくので減塩に！

しょうゆ麹

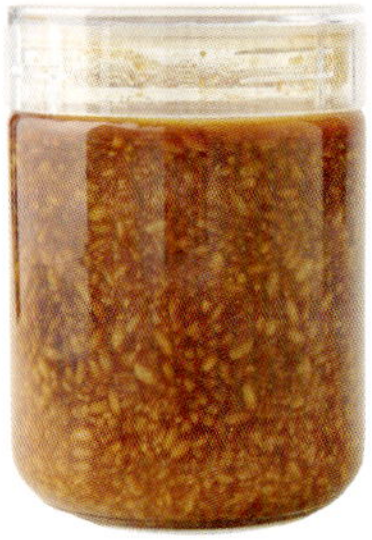

材料

米麹（乾燥）……100g
しょうゆ……125ml
50度くらいのお湯……50ml

作り方

1. ボウルに米麹を入れ、かたまりがあればほぐす。ほぐした麹は清潔な容器に移しておく。
2. お湯を沸かし、夏場は30分、冬場は20分ほど放置して50～60度のお湯を作る。
3. しょうゆを計量カップなどに入れて②を加えたら、①の容器に注ぐ。
4. 炊飯器にお湯と水を１：１で入れ（②と同じ、50～60度のお湯になる）、③を容器ごと入れる（お湯は麹の高さを超えるくらいの量に）。濡れ布巾をかけて７～８時間ほど保温する。
5. ２～３回かき混ぜる。

（常温の場合）ふわっとふたをして、直射日光の当たらない涼しい場所に１週間ほどおく。１日１回混ぜる。

（ヨーグルトメーカーを使用する場合）60℃で８時間。１時間おきに一度かき混ぜるとなおよい。

材料を選ぶときには、「減塩タイプ」などの加工がされていないものが◎。「大豆、小麦、食塩」など原材料がなるべく少ないものがより腸活効果を高めます。完成後は冷蔵庫で保存し、２～３か月で使い切りましょう。容器から取り出して使うときには清潔なスプーンで。

炒め物やスープが
本格中華の味に！

中華麹

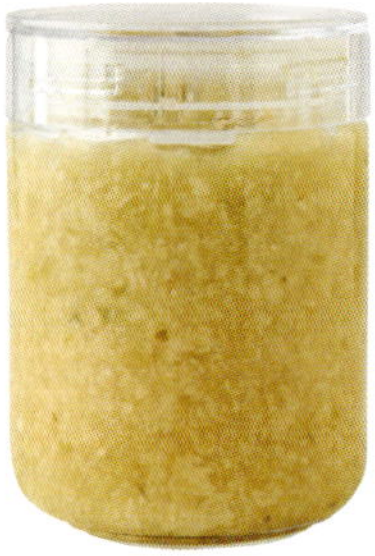

材料

米麹（乾燥）……100g
ねぎ……100g
にんにく……50g
しょうが……25g
塩……40g
水……100ml

作り方

1. ボウルに米麹を入れ、かたまりがあればほぐす。ほぐした麹に塩を加えてよく混ぜる。
2. ねぎはざく切り、にんにくとしょうがは皮をむいて、水と一緒にフードプロセッサーでペースト状にする（包丁でみじん切りにしても可）。①に②を入れて混ぜたら、消毒した清潔な容器に入れる。
3. 炊飯器にお湯と水を１：１で入れ（50～60度のお湯になる）、②を容器ごと入れる（お湯は麹の高さを超えるくらいの量に）。濡れ布巾をかけて７～８時間ほど保温する。
4. １時間おきに一度かき混ぜる。

（常温の場合）ふわっとふたをして、直射日光の当たらない涼しい場所に１週間ほどおく。１日１回混ぜる。

（ヨーグルトメーカーを使用する場合）60℃で８時間。１時間おきに一度かき混ぜるとなおよい。

完成後は冷蔵庫で保存し、２～３か月で使い切りましょう。料理に使う分を取り出すときには清潔なスプーンを使ってください。

和洋中韓、
どんな料理にも大活躍！

プルコギ麹

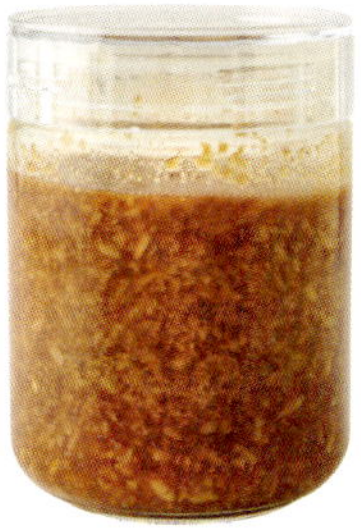

冷蔵庫で保存し、2〜3週間を目安に様子を見ながら使ってください。冷蔵保存でも少しずつ熟成してまろやかさが増していきます。

材料

米麹（乾燥）……100g
玉ねぎ……1/4個（50g）
りんご……1/6個（50g）
にんにく……1〜2かけ（10g）
しょうが……10g
しょうゆ……150ml
水……40ml
ごま油……大さじ1
すりごま……大さじ1

作り方

1. 玉ねぎ、りんご、にんにく、しょうがはすべてすりおろす（フードプロセッサーでも可）。
2. ボウルに米麹を入れて、かたまりがあればほぐす。
3. ②に①としょうゆ、水を入れて混ぜたら、消毒した清潔な容器に入れる。
4. 炊飯器にお湯と水を1：1で入れ（50〜60度のお湯になる）、③を容器ごと入れる（お湯は麹の高さを超えるくらいの量に）。濡れ布巾をかけて7〜8時間ほど保温する。
5. 1時間おきに一度かき混ぜる。

（常温の場合）ふわっとふたをして、直射日光の当たらない涼しい場所に1週間ほどおく。1日1回混ぜる。

（ヨーグルトメーカーを使用する場合）60℃で8時間。1時間おきに一度かき混ぜるとなおよい。

6. 発酵が完了したら、ごま油とすりごまを混ぜる。

好きな薬味を入れて
自分好みの味に！

薬味麹

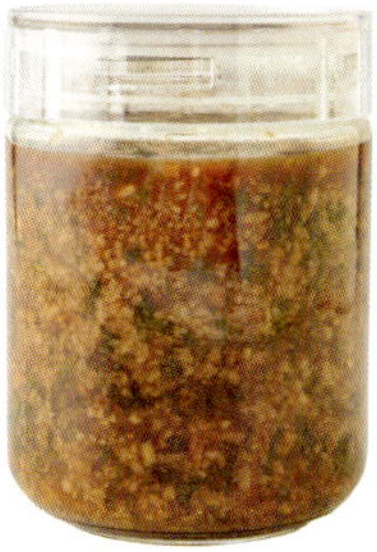

材料のしょうゆのおすすめは、天然醸造のもの。薬味のおすすめは、青ねぎ、みょうが、大葉です。冷蔵庫で保存し、1〜2か月目安に使い切りましょう。

材料

米麹（乾燥）……100g
好きな薬味……100g
しょうゆ……100g

作り方

1. 薬味はキッチンペーパーで水分をよく拭き取って、細かく刻む。
2. ボウルに米麹を入れてかたまりがあればほぐし、消毒した清潔な容器に入れる。
3. ①を②に入れ、しょうゆも加える。
4. 炊飯器にお湯と水を1：1で入れ（50〜60度のお湯になる）、③を容器ごと入れる（お湯は麹の高さを超えるくらいの量に）。濡れ布巾をかけて7〜8時間ほど保温する。
5. 1時間おきに一度かき混ぜる。

（常温の場合）ふわっとふたをして、直射日光の当たらない涼しい場所に1週間ほどおく。1日1回混ぜる。

（ヨーグルトメーカーを使用する場合）60℃で8時間。1時間おきに一度かき混ぜるとなおよい。

\ 固形スープの素の代わりに！ /

玉ねぎ麹

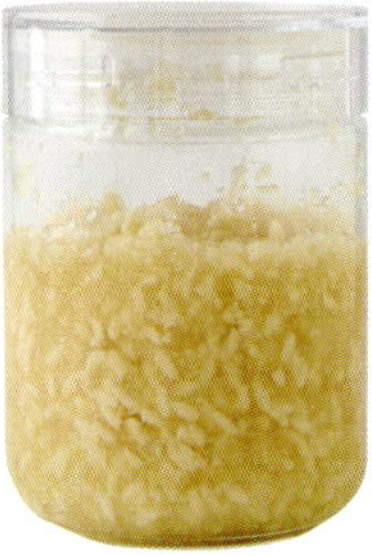

発酵して「刺激臭→甘い香り（白→ベージュ）」に変わったら出来上がり。冷蔵庫で保存し、1～2か月を目安に使い切りましょう。ペースト状にしても使いやすいです。

材料

米麹（乾燥）……100g
玉ねぎ……1個（200g）
塩……30g

作り方

1. ボウルに米麹を入れてかたまりがあればほぐし、塩を加えてよく混ぜる。
2. 玉ねぎをすりおろし、1に入れて混ぜる。
3. 2を消毒した清潔な容器に入れる。
4. 炊飯器にお湯と水を1：1で入れ（50～60度のお湯になる）、3を容器ごと入れる（お湯は麹の高さを超えるくらいの量に）。濡れ布巾をかけて7～8時間ほど保温する。
5. 1時間おきに一度かき混ぜる。

（常温の場合）ふわっとふたをして、直射日光の当たらない涼しい場所に1週間ほどおく。1日1回混ぜる。

（ヨーグルトメーカーを使用する場合）60℃で8時間。1時間おきに一度かき混ぜるとなおよい。

\ チーズの代わりに！ /

塩麹ヨーグルト

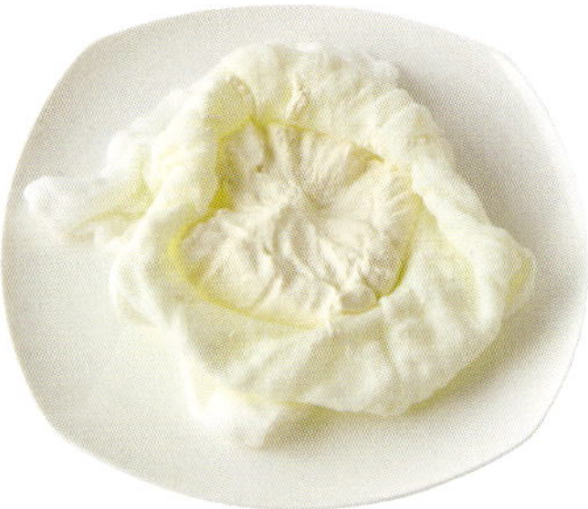

塩麹30gの場合はまろやかな仕上がりに、40g入れるとしっかりと塩味がついてチーズ感が出ます。作り方3の水切り具合で硬さを調節して、マヨネーズやチーズの代わりに使ってください。

材料

ヨーグルト（プレーン無糖）……400g
塩麹……30～40g

作り方

1. ヨーグルトに塩麹を入れてよく混ぜる。

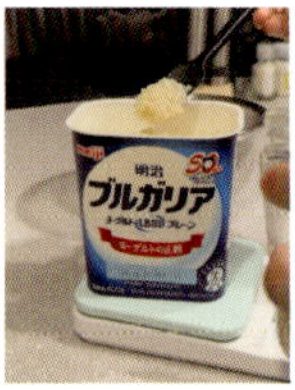

2. キッチンペーパーを敷いたザルをボウルに重ねて、1を流し入れ、冷蔵庫に入れる。

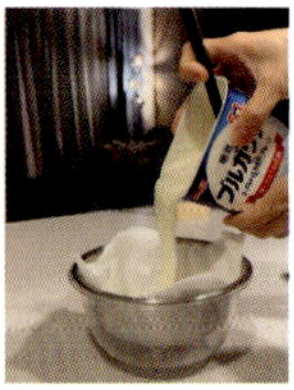

3. 1～3日ほどおいて、好みの硬さになるまで水気を切る。

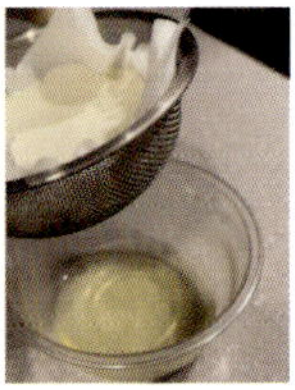

にんにくの美味しさは
そのままで体にやさしい！

にんにくのオイル漬け

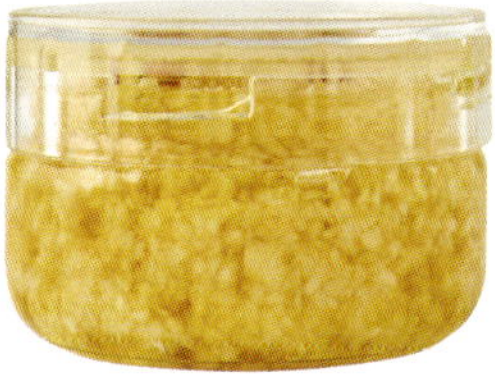

材料

にんにく……5かけ(50g)
オリーブオイル(米油、サラダ油などでも可)……適量

作り方

1. にんにくをみじん切りにする。
2. 消毒した清潔な容器に1を入れ、かぶるくらいのオリーブオイルを注ぐ。使っていてオイルが減ったら、オイルを足して、にんにくが空気に触れないようにする。お好みで赤唐辛子の輪切りを入れても◎。

冷蔵庫で保存し、油の賞味期限内に使い切って。ただし、油が酸化して嫌なにおいや酸っぱいにおいがしたり、カビが生えたりしたら食べられないので注意してください。

そのままかけても調理用の
油としても使える！

しょうがのオイル漬け

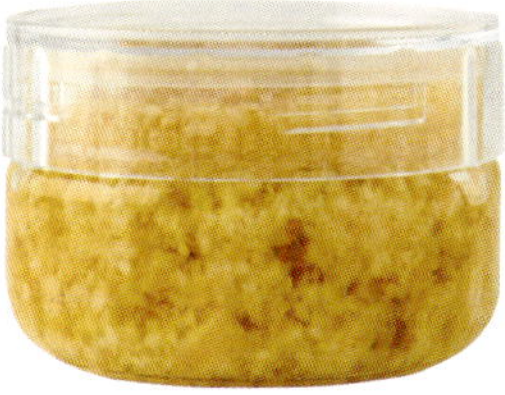

材料

しょうが……30g
オリーブオイル(米油、サラダ油などでも可)……適量

作り方

1. しょうがをみじん切りにする。
2. 消毒した清潔な容器に1を入れ、かぶるくらいのオリーブオイルを注ぐ。使っていてオイルが減ったら、オイルを足して、しょうがが空気に触れないようにする。

オリーブオイルは光と熱に弱いので、冷蔵庫で保存をして、油の賞味期限内に使い切ってください。

＼ かけるだけでごちそうに！ ／

万能ねぎだれ

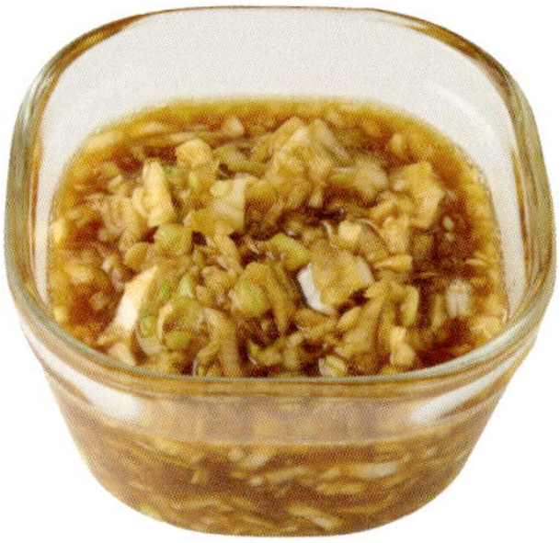

材料

長ねぎ……１本

A
しょうゆ……大さじ３
酢……大さじ３
甘酒……大さじ２
ごま油……大さじ１

作り方

1. 長ねぎはみじん切りにする。
2. 消毒した清潔な容器に1とAを入れて混ぜ合わせる。

冷蔵庫で２週間ほど保存できます。肉、魚、野菜、豆腐、卵……など様々な食材との相性がよく、まさに万能！　食材にかけるだけでなく、漬け込みだれとしても使えます。

これもあると便利！

私の推し調味料

発酵の力で食材の美味しさを引き出し、体にもいい!!

麹調味料をすぐに作るのは大変……という人は、まずは市販の発酵調味料を試してみては？　私のおすすめは右の写真の「サクサクシリーズ」。ベースに発酵調味料の「もろみ」や「塩糀」を使っているから腸活に◎！　PART２以降のレシピにも登場します。

※詳しい情報は、キッコーマンこころダイニングhttps://cocoro-dining.co.jp/で見られます（2024年12月現在）

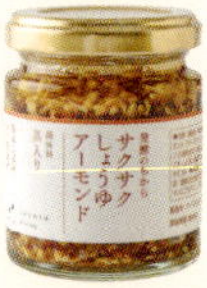

サクサクしょうゆアーモンド

もろみを配合したフリーズドライしょうゆに、ローストアーモンド、フライドオニオン、フライドガーリックといった具材を加えたトッピング調味料。

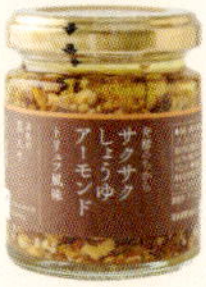

サクサクしょうゆアーモンド トリュフ風味

サクサクしょうゆアーモンドに、黒トリュフソルト、白トリュフフレバーを加えた、豊かな香りが楽しめるトッピング調味料。

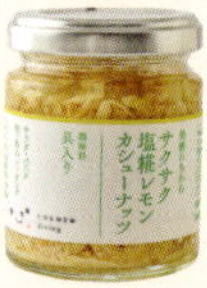

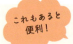

サクサク塩糀 レモンカシューナッツ

フリーズドライの塩糀をベースに、ドライオニオン、ローストカシューナッツを加えたトッピング調味料。瀬戸内産レモンとりんご酢の酸味で爽やかな味わいに。

マジやせ
黄金比レシピ
準備編
②

家になくても大丈夫！置き換え可能な材料

PART2から紹介するレシピには、先ほど紹介した麹を使った腸活調味料のほかにも、普段の調理ではあまり登場する機会が少ない、はちみつ、糖質ゼロシュガーなどが出てきます。これは、ダイエット&腸活にぴったりで、私自身が毎日の食事作りでよく使っているものです。

ただし、絶対にこの材料でなければダイエット&腸活効果が得られない、というわけではありません。一番残念なのは、「○○がないから、このレシピは作れない！」となってしまうこと。そこで、置き換えができる材料をまとめて紹介します。

どちらの材料のほうがよいということではなく、**家にあるもの、手に入りやすいものを上手に使って、また自分の体調に合った材料で、「マジやせ黄金比レシピ」を実践**してみてください。

しょうゆ麹

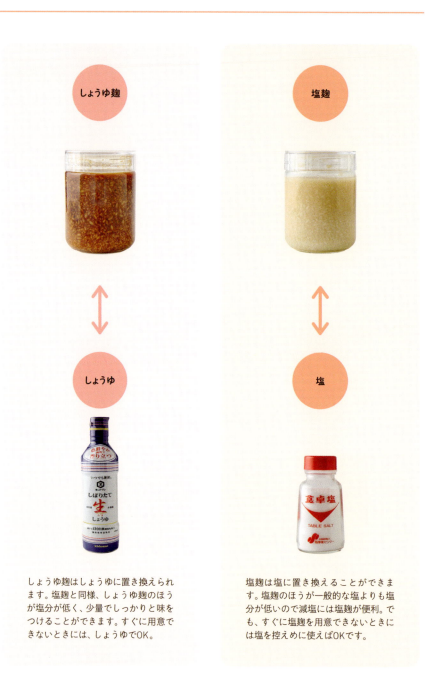

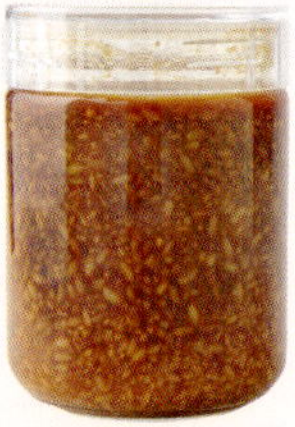

しょうゆ

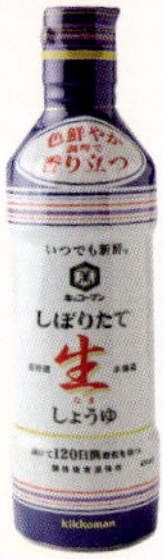

しょうゆ麹はしょうゆに置き換えられます。塩麹と同様、しょうゆ麹のほうが塩分が低く、少量でしっかりと味をつけることができます。すぐに用意できないときには、しょうゆでOK。

塩麹

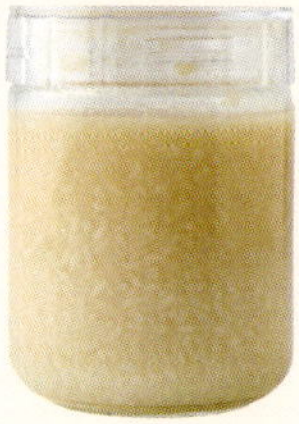

塩

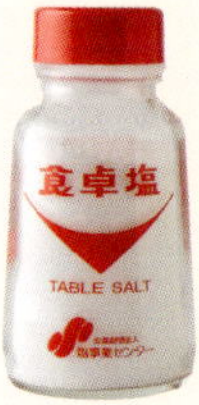

塩麹は塩に置き換えることができます。塩麹のほうが一般的な塩よりも塩分が低いので減塩には塩麹が便利。でも、すぐに塩麹を用意できないときには塩を控えめに使えばOKです。

糖質ゼロシュガー

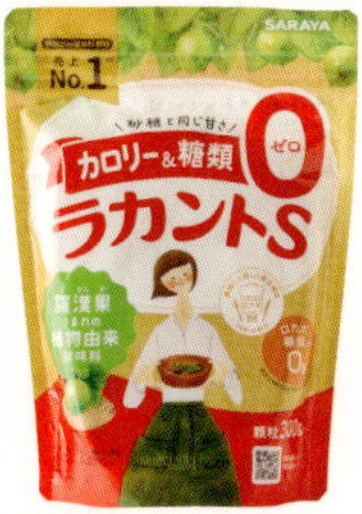

↕

ココナッツシュガー

オリゴ糖

きび砂糖

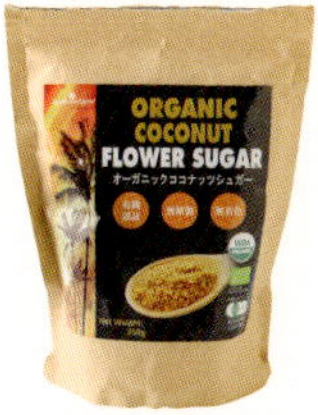

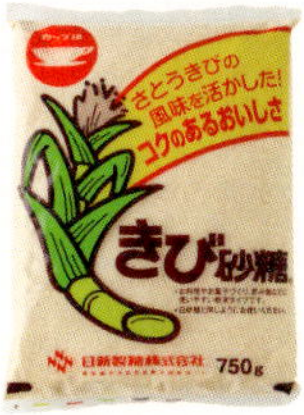

カロリーや糖質を抑えるため、砂糖代わりの甘味料として糖質ゼロシュガーをよく使います。手に入りにくいときは、きび砂糖やてんさい糖、ココナッツシュガー、オリゴ糖もおすすめ。

はちみつ

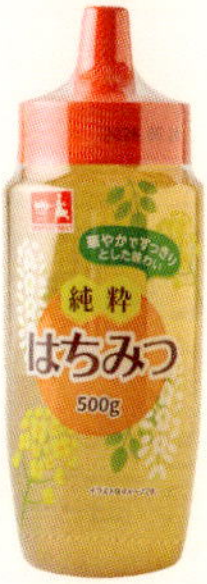

↕

甘麹

メープルシロップ

甘酒

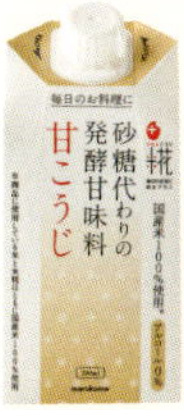

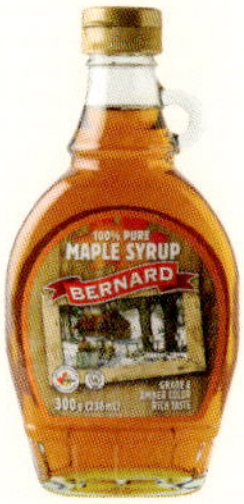

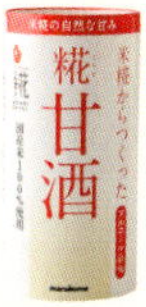

はちみつもメープルシロップも自然のやさしい甘さで、料理にコクをプラス。ただ、はちみつのほうがややカロリー高めなので、メープルシロップ、甘麹、甘酒に置き換えても◎。

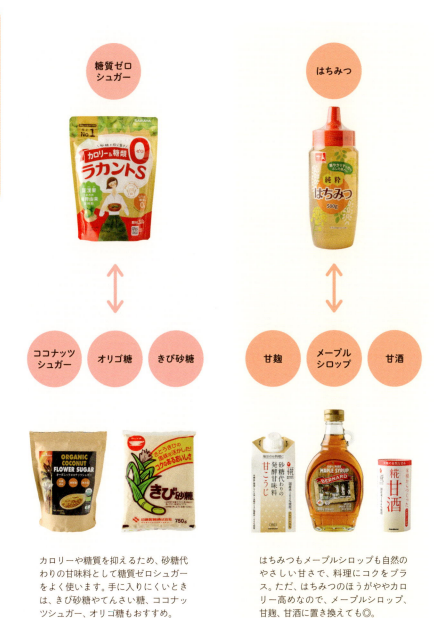

無調整豆乳

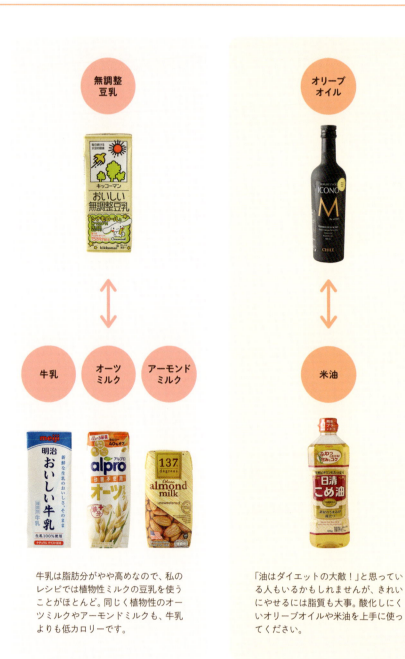

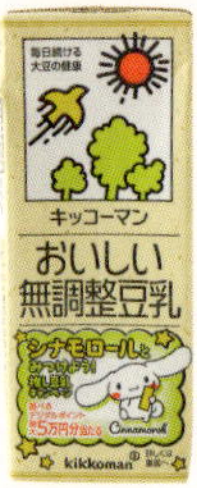

牛乳　**オーツミルク**　**アーモンドミルク**

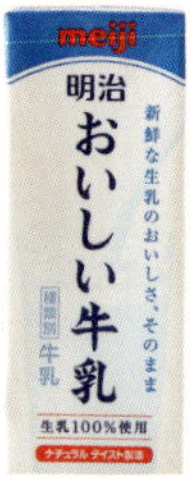

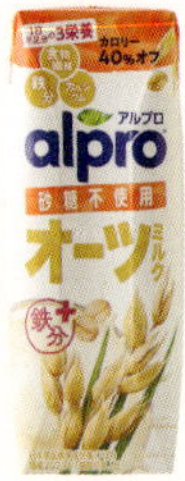

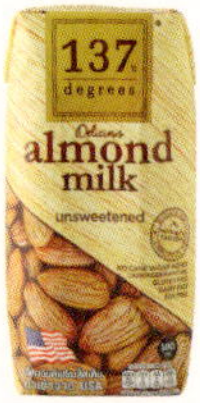

牛乳は脂肪分がやや高めなので、私のレシピでは植物性ミルクの豆乳を使うことがほとんど。同じく植物性のオーツミルクやアーモンドミルクも、牛乳よりも低カロリーです。

オリーブオイル

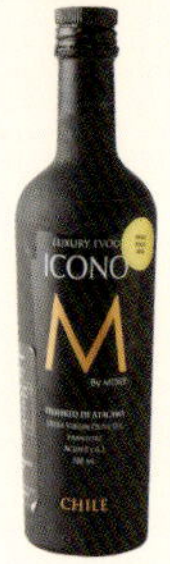

米油

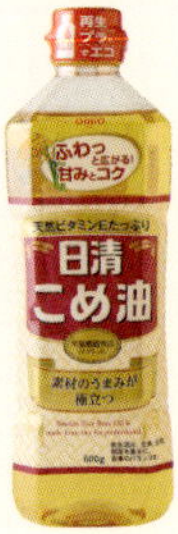

「油はダイエットの大敵！」と思っている人もいるかもしれませんが、きれいにやせるには脂質も大事。酸化しにくいオリーブオイルや米油を上手に使ってください。

米粉

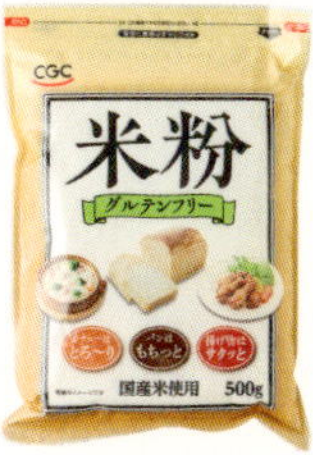

↕

小麦粉

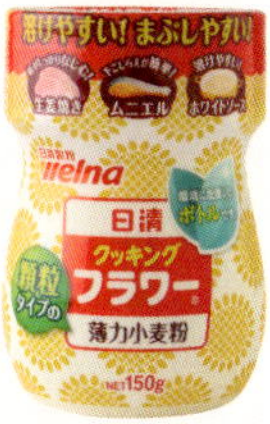

米粉も小麦粉もカロリーはあまり変わりませんが、米粉のほうが小麦粉より消化されやすい、腹持ちがいい、血糖値が上昇しにくいなどのメリットがたくさんあり好んで使っています。

しょうゆ麹 ＋ みりん

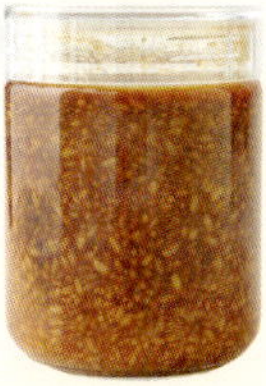
＋
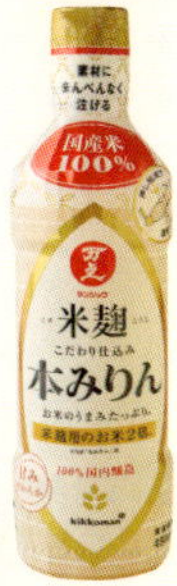

↕

めんつゆ

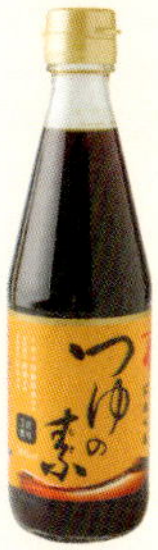

市販のめんつゆは、しょうゆ、砂糖、みりん、塩、だし汁などがすでに混ぜ合わせてあります。砂糖はできるだけ避けたいので、しょうゆ麹を作ったら「しょうゆ麹＋みりん」をめんつゆ代わりに試してみて！

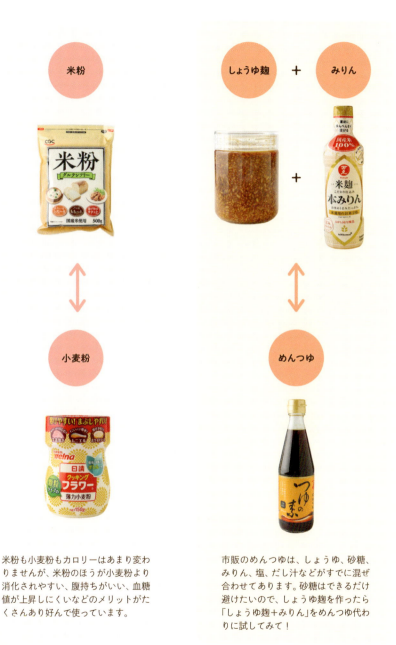

マジやせ
黄金比レシピ
準備編
③

ダイエットの強い味方になる！とるべき食材

「マジやせ黄金比レシピ」の基本的な考え方として、ダイエット中にとるべき、肉や魚の種類、おすすめ食材などを紹介します。
　例えば、肉は脂質の低い部位を選ぶことで、摂取カロリーを抑えることができます。低カロリーで栄養素が高いきのこやわかめなどは、かさ増し食材に！
　そのほか、私がダイエット中に積極的に食べていたものばかりです。PART2からのレシピにも、よく登場します。

鶏もも、むね、ささみ肉

低脂質で高たんぱく質の代表的な食材。鶏もも肉は鶏むね肉や鶏ささみ肉に比べて適度に脂があってジューシーで美味しいですが、ややカロリーが高め。気になる人は、皮を取って使えばOK！

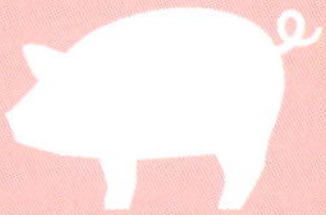

豚こま肉
豚ロース肉

豚肉はビタミンB群が豊富でたんぱく質が吸収されやすく、脂肪燃焼効果もあります。赤身が多いものを選んだり、余分な脂身をカットして使うことで脂質のとりすぎを防げます。

さば

脂質は高いけれど、体にいい脂質(オメガ3脂肪酸＝脂肪燃焼効果)なので◎！　高たんぱくで、アミノ酸も豊富。ダイエットにおすすめのレシピでは大活躍する食材のひとつです。

牛もも肉 牛ひれ肉

鶏もも肉、鶏むね肉同様に低脂質で高たんぱく質で、さらに鉄分も豊富。生理で鉄分不足になりやすい女性は、ダイエット中に限らず日頃から積極的にとりたい食材です。

サーモン

アスタキサンチンと言われる赤い色素は、サーモンの色のもと。アンチエイジングや美肌効果があると言われています。アスタキサンチンはえびやかににも含まれています。

白身魚

ほたて

えび

白身魚、ほたて、えびは、低脂質で高たんぱく質。さらに、代謝のカギを握っている肝臓の働きをサポートする成分も含まれています。冷凍保存をしておくと便利！

きのこ

わかめ

きのこもわかめも低カロリーで、食物繊維が豊富。サラダにもスープにも何にでもちょい足しして！　乾燥きのこ、乾燥わかめをストックしておくと重宝します。

マジやせ
黄金比レシピ
準備編
④

小麦粉や砂糖とのつきあい方を見直そう

私が14kgやせてからも日頃の食事で気をつけているのが、小麦粉と砂糖のとり方です。最近よく耳にする「グルテンフリー」とは、文字通り、グルテンの含まれる食品をとらないこと。このグルテンは、小麦粉に水を加えてこねることで生まれます。グルテンはパンやパスタのもちもち感を生み出しますが、消化されにくいという面もあるとされています。

多くの日本人にとって小麦粉は、むくみやすい食材の代表という話があります。ですが、日本人は小麦粉を分解するのが不得意な代わりにお米の分解は得意！ **小麦粉をお米由来のものなどに代えるなど、ゆるくグルテンフリーを意識してみてください。**

また、精製された砂糖（グラニュー糖、上白糖、三温糖、ざらめ糖など）は脂肪になりやすいと言われています。左ページ下で紹介している甘味料や果物は、甘さだけでなく腸活や美容にうれしい効果もあるので、積極的に取り入れてみてくださいね！

ゆるグルテンフリー

小麦粉の代わりには米粉、春巻きや餃子の皮の代わりにはライスペーパー、パンの代わりにとうもろこし由来のトルティーヤを。ちょっとした工夫で、グルテンフリーに。

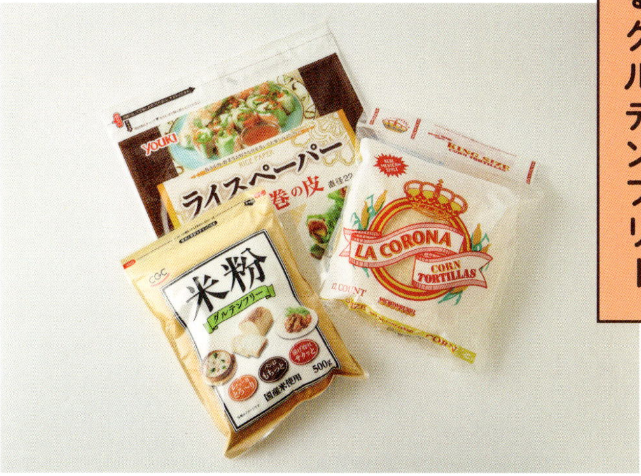

ゆる砂糖断ち

砂糖の代わりにはメープルシロップ、はちみつ、みりん（私は砂糖不使用のものをよく使っています）、糖質ゼロシュガーを。おやつで甘いものが欲しいときには、デーツやバナナを。

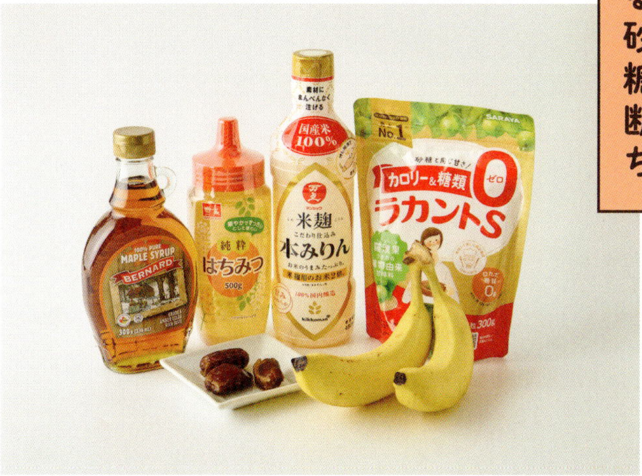

マジやせ
黄金比レシピ

糖質編

脂肪燃焼のための大事なエネルギー

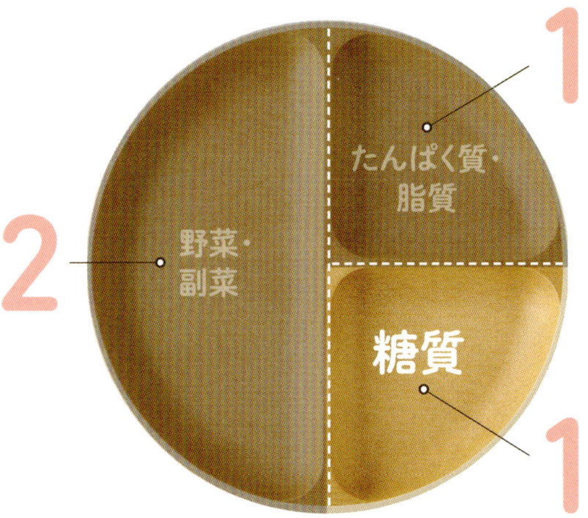

「マジやせ黄金比レシピ」の「1：1：2」のなかの「糖質＝1」のとり方について、紹介します。

「糖質＝太る」と、ダイエット中に糖質を極端に減らす人も多いようですがそれはNG！　実は私も糖質オフですごしたことがありますが、体はふらふらするし、とにかくイライラして心身ともに最悪の状態に……。

糖質は体や脳を動かすための大切なエネルギーであり、脂肪燃焼にも大きく関わります。1日3食として1食あたり45g（MAX65g）の糖質をとりましょう。主な食材とおすすめの量を紹介します。

ごはん類

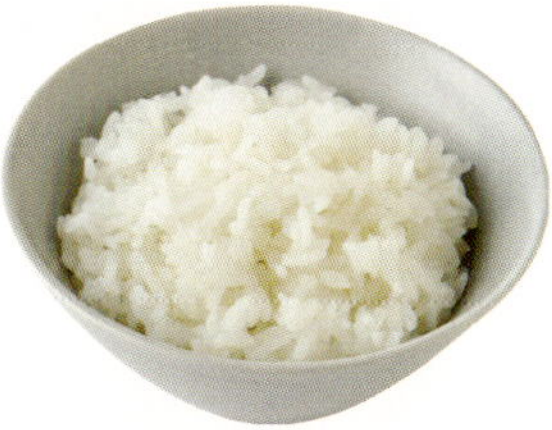

白米

茶わん軽めに1杯(120g)で糖質が45gとれます。

玄米

茶わん軽めに1杯(120g)で糖質が43gとれます。

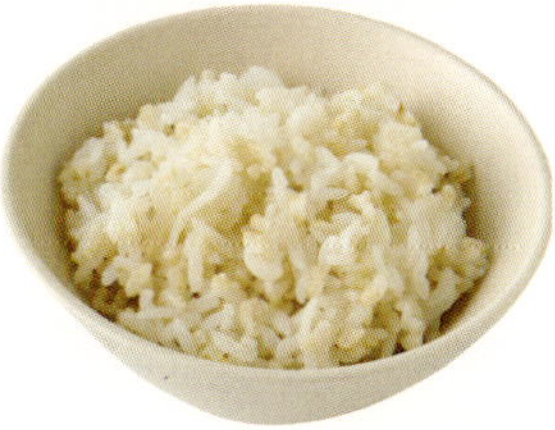

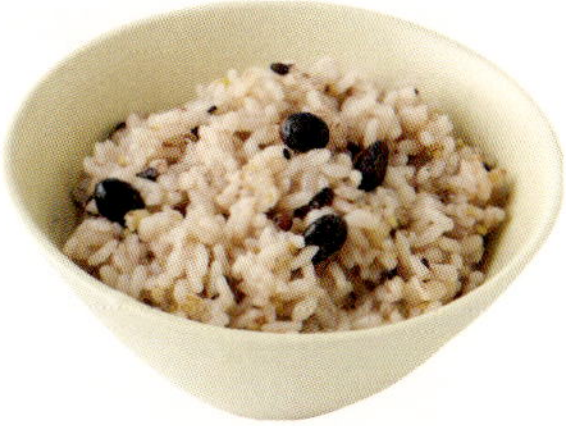

雑穀米

茶わん軽めに1杯(120g)で糖質が43gとれます。

パン類

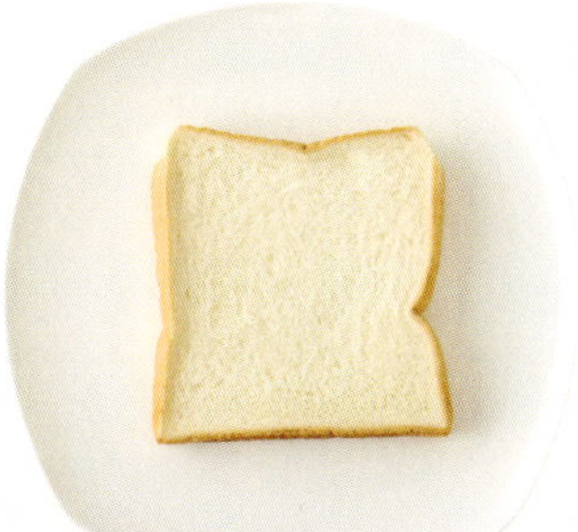

食パン

6枚切り1枚で糖質が28gとれます。

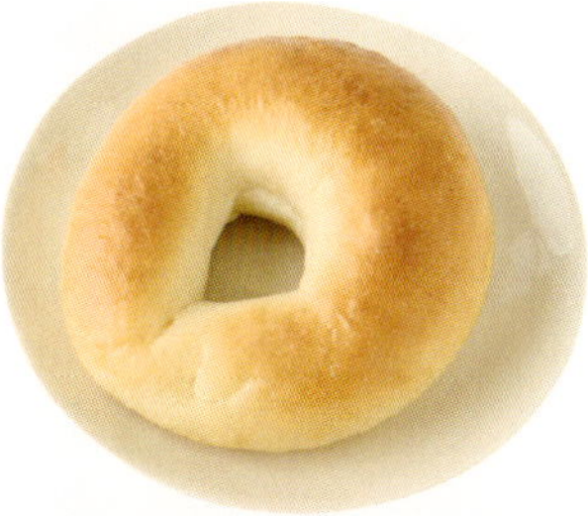

ベーグル

1個で糖質が50gとれます。

めん類

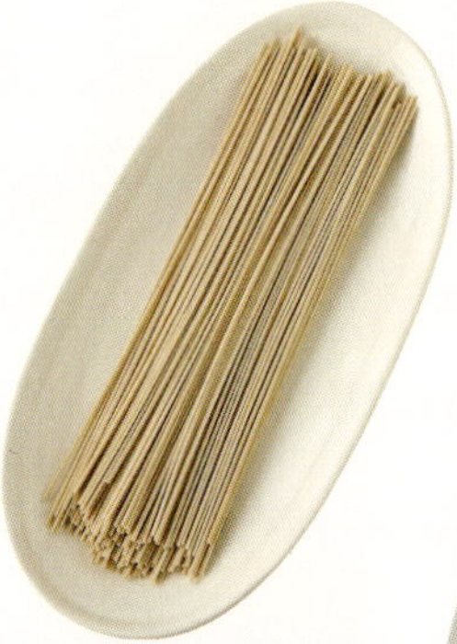

そば
1束(ゆで上がり時230g)で糖質が57gとれます。

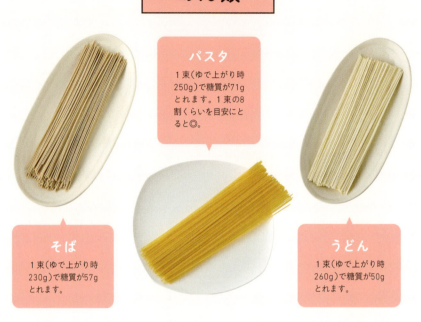

パスタ
1束(ゆで上がり時250g)で糖質が71gとれます。1束の8割くらいを目安にとると◎。

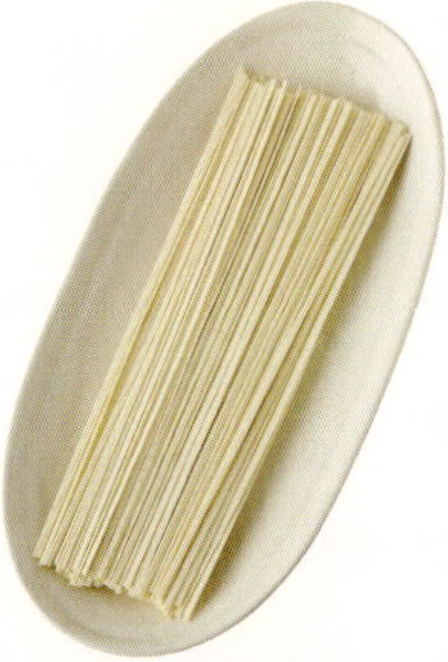

うどん
1束(ゆで上がり時260g)で糖質が50gとれます。

そのほか

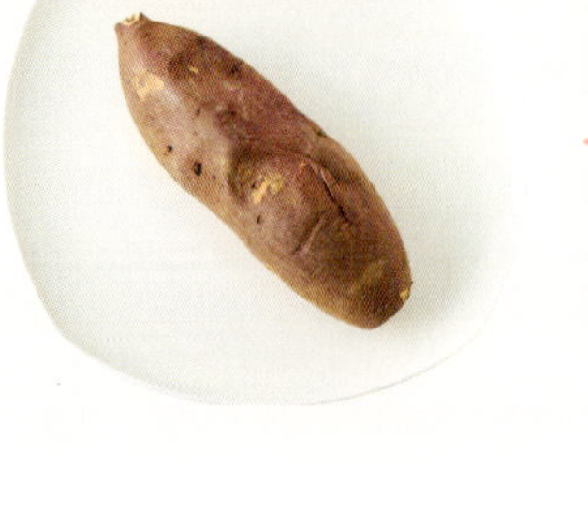

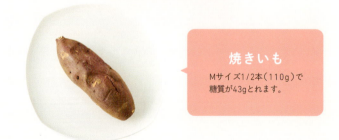

焼きいも
Mサイズ1/2本(110g)で糖質が43gとれます。

PART

2

マジやせ黄金比レシピ

「たんぱく質・脂質編」

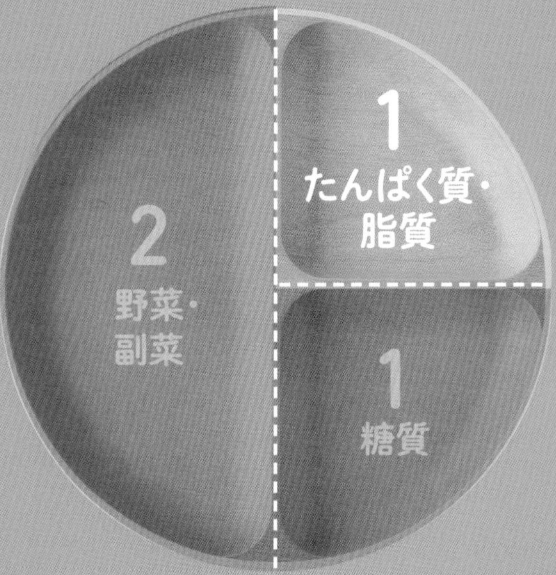

食べやせ黄金比「1:1:2」のなかでも
ダイエットに大きく関わる
「たんぱく質・脂質」を上手にとれるレシピを紹介します。
美味しくて満足感があるものばかりなので、
家族みんなで一緒に食べられて、健康になれるメニューです。

たんぱく質は20g、脂質は15gを目指す

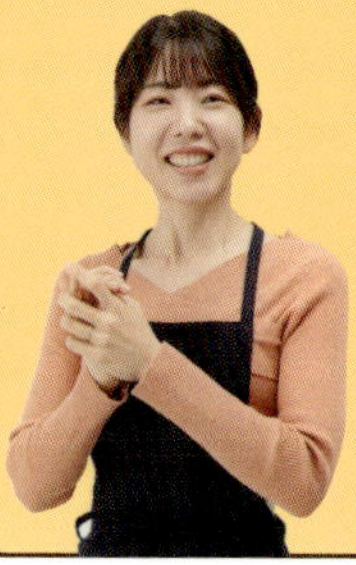

PART2では、黄金比「1：1：2」のなかの「たんぱく・脂質＝1」の部分にあたるレシピを紹介します。プレート法で食事をするときに、メインとなるおかずになります。実は、黄金比を実践しはじめたばかりのときに、どんなものをどのように食べたらいいのか多くの人が迷うのが、このおかずのメニューです。

たんぱく質は、筋肉や血液などを作る栄養素です。筋肉が増えれば増えるほど、基礎代謝が上がって、脂肪が燃えやすい体になります。だからといって、たんぱく質を一度にたくさんとっても、体内で利用されないと排出されてしまうことに。

さらに、肉や魚などの動物性たんぱく質ばかりとっていると、内臓に負担がかかった

り、腸での分解が間に合わずに腸内環境が乱れてしまうことも！　また、たんぱく質が豊富な食材には脂質も多く含まれているものがあり、筋肉を増やそうとしてたんぱく質をいっぱいとっても、運動しなければ消費されず、カロリーオーバーになってしまいます。運動をあまりしない人は、**たんぱく質は、1食あたり20gを目安に1日3回にわけてとることを意識しましょう。**

脂質については、ダイエットだからといって極端に控えてしまうと、食べたものをため込みやすくなったり、潤いが失われて肌はカサカサ、髪もパサパサに。脂質のなかでも、脂肪燃焼効果や脂肪になりにくい良質の油を上手にとることが、きれいにやせるポイントです。**脂質は、1食あたり15gを目安にとりましょう。**

以上のことから、**おかずとして積極的にとりたいのは、低脂質で高たんぱく質の食材。肉、魚、ほたて、えび、卵、納豆、ツナ缶、さば缶、豆腐、チーズなどです。**

P28でもお話をしましたが、肉を選ぶときには、脂質の低い部位を選びましょう。脂質については、調味料や調理法を工夫することによって、コントロールできる部分もあります。具体的には、次ページからのレシピを参考にしてください。

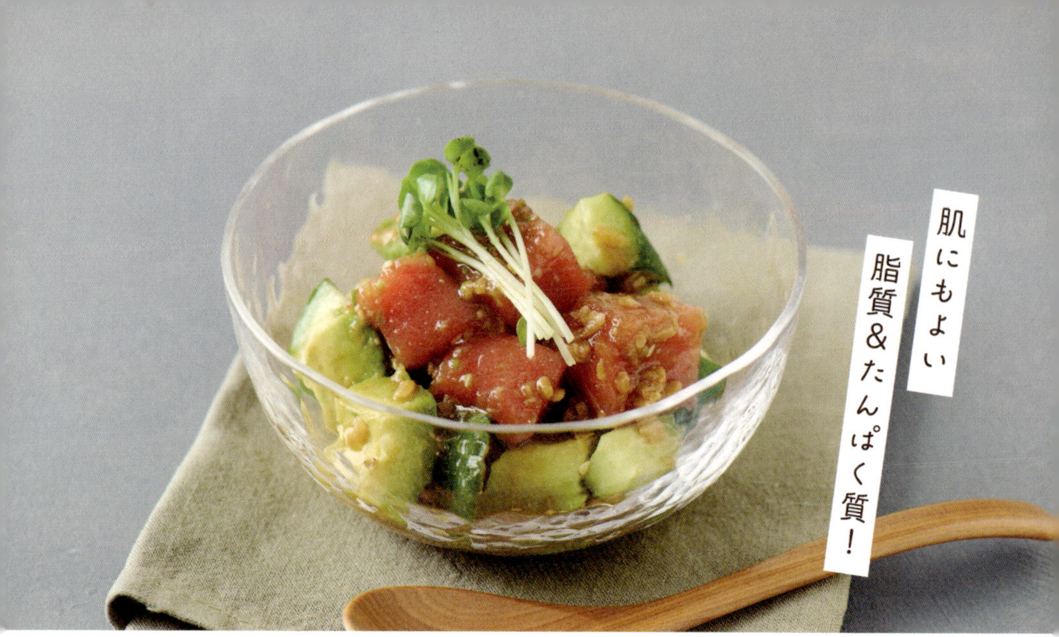

インスタフォロワーさん人気No.1

和風ポキ

材料（2人分）

まぐろ（刺身用）……250g
アボカド……1個
きゅうり……1本
かいわれ大根……適量

A
しょうゆ麹……大さじ3
（しょうゆ大さじ2.5で代用可）
みりん……大さじ3
にんにくチューブ……2cm
わさび……少々
ごま油……小さじ1/2
白ごま……小さじ1

作り方

1. まぐろとアボカドは1.5〜2cm角に切る。
2. きゅうりは乱切りする。
3. ボウルに**A**をすべて入れて混ぜ合わせ、まぐろ、アボカド、きゅうりを加えて和え、冷蔵庫で30分ほど味をなじませたら、器に盛って、仕上げにかいわれをのせる。

【「和風ポキ丼」にするなら】

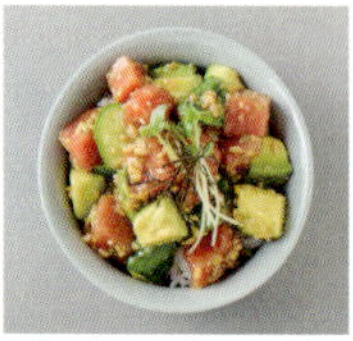

丼ぶりに、ごはん（120g）→和風ポキの順に盛り付け、かいわれをのせる。お好みで、小ねぎや刻みのりをトッピングしても！

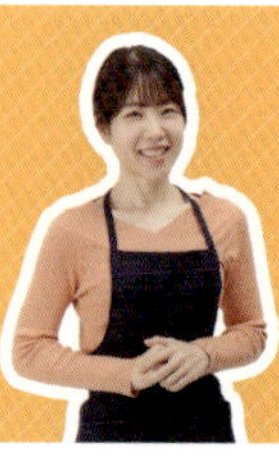

POINT

フォロワーさんから「週4で食べています」と報告されるほど人気のメニュー！　お好みでまぐろの代わりに、刺身用のサーモンを使っても美味しくできます。

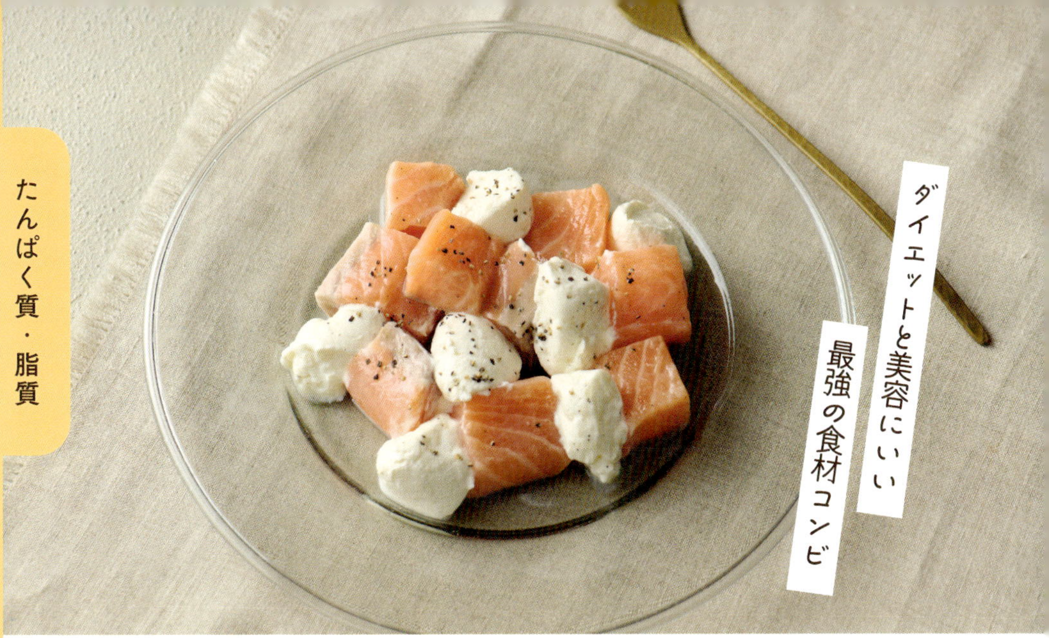

爆速で完成！ バゲットによく合う

サーモンとチーズのマリネ

材料（3人分）

サーモン（刺身用）……160g
塩麹ヨーグルト
（モッツァレラチーズでも可）……40g

A
酢……大さじ1
レモン汁……小さじ1
甘酒……小さじ2
（はちみつ小さじ1/2で代用可）
オリーブオイル……ほんの少し

塩、こしょう……適量

作り方

1. サーモンと塩麹ヨーグルトは一口大に切る。
2. ボウルに**A**をすべて入れてよく混ぜる。
3. 2に1を入れて和える。仕上げに塩、こしょうをふる。

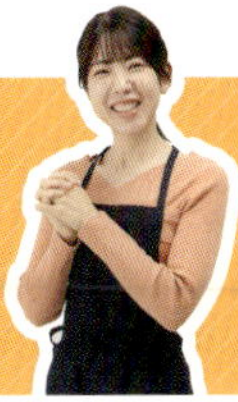

POINT

たんぱく質が豊富で美肌効果もあると言われるサーモンは、私のイチオシのたんぱく質食材！ このメニューは切って和えるだけの簡単レシピで、バゲットにもよく合う一品です。

インスタで223万回再生された人気メニュー

腸活ハンバーグ

材料（2人分）

切り干し大根……20g
えのき……50g
玉ねぎ……1/2個（100g）
鶏ひき肉……200g
塩麹……大さじ1.5
こしょう……適量
卵……１個
大根おろし……適量
大葉……適量

A
しょうゆ麹……大さじ2.5
酢……大さじ１
酒……大さじ１
みりん……大さじ４

（Aは、しょうゆ大さじ１＋みりん大さじ３に代用可）

作り方

1 切り干し大根は洗って水気をよく絞り、１cm幅に刻む。えのきは１cm幅に刻み、玉ねぎはみじん切りにしておく。

2 ボウルに、鶏ひき肉に塩麹、こしょうを入れ、粘り気が出るまでしっかりと混ぜる。さらに、刻んだ切り干し大根とえのき、みじん切りにした玉ねぎ、卵を加え、よく混ぜる。

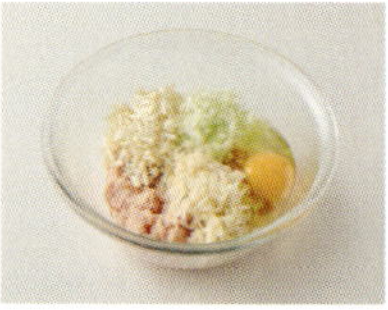

高たんぱくで低カロリーの鶏ひき肉に、食物繊維が豊富な切り干し大根とえのきをたっぷり加えるところが、腸活のポイント！

3 2のハンバーグのたねを、2等分にして成形する。中火に熱したフライパンで１分ほど焼き色をつけ、ひっくり返したらふたをして少量の水（分量外）を入れ、５～６分程度蒸し焼きにする。

4 ボウルにAを入れて混ぜ合わせたら、3に入れて煮からめる。

5 ハンバーグをお皿に盛り、煮詰めたたれをかけ、お好みで大葉と大根おろしをのせる。

POINT

今回紹介したたれのほか、シンプルに焼いて、ポン酢しょうゆ＆大葉＆大根おろしもよく合います。ごはん（120g）のうえにのせて「腸活ハンバーグ丼」にするのもおすすめ。

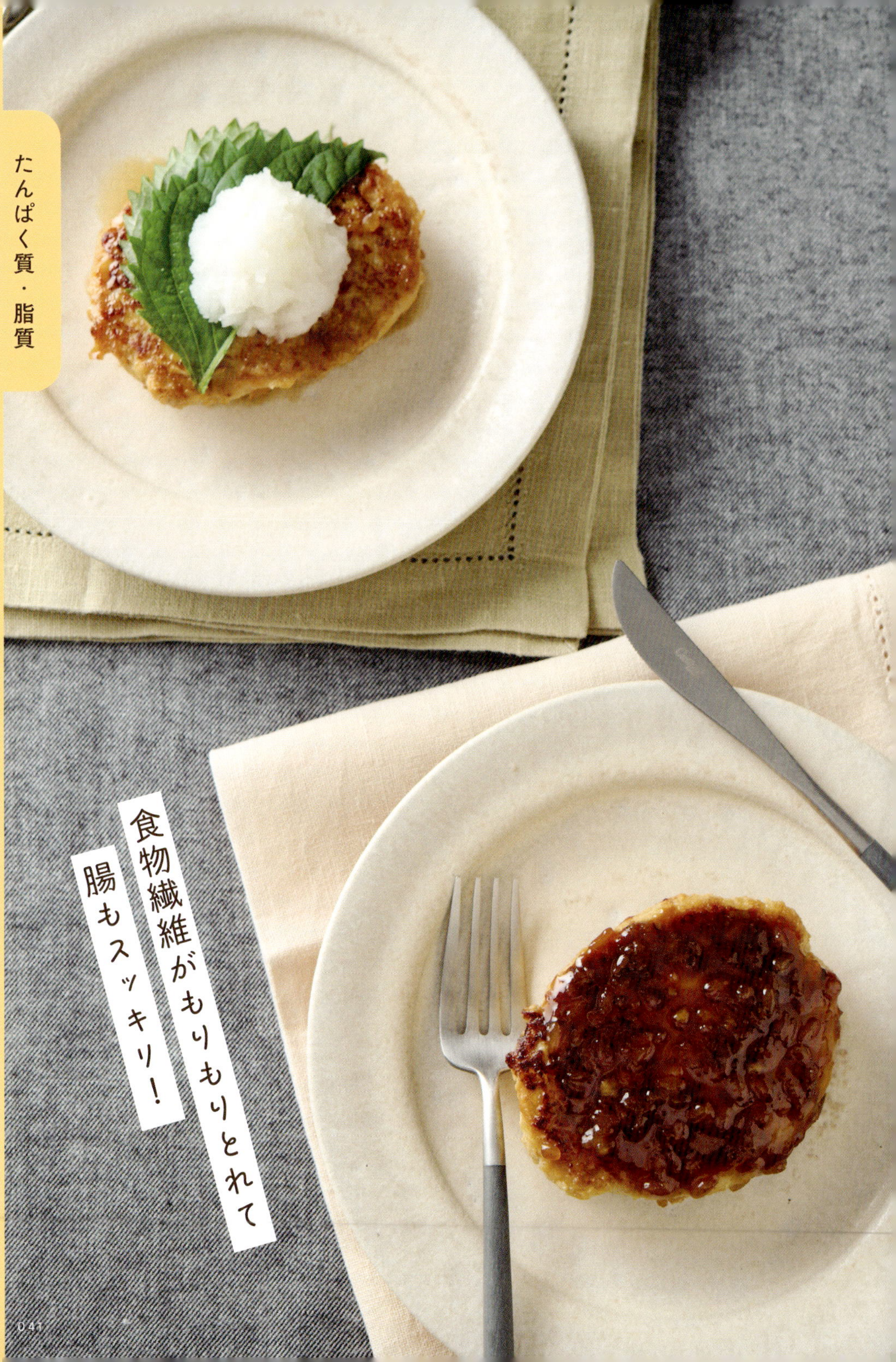

食物繊維がもりもりとれて
腸もスッキリ！

たんぱく質も野菜も一緒にたくさんとれる

豚しゃぶ

材料（3人分）

豚ロース（薄切り）肉……300g
水菜……1束（200g）
きゅうり……1本（100g）

A
しょうゆ麹……大さじ1
（しょうゆ小さじ2で代用可）
みりん……大さじ1
酢……大さじ1
キムチ……50g

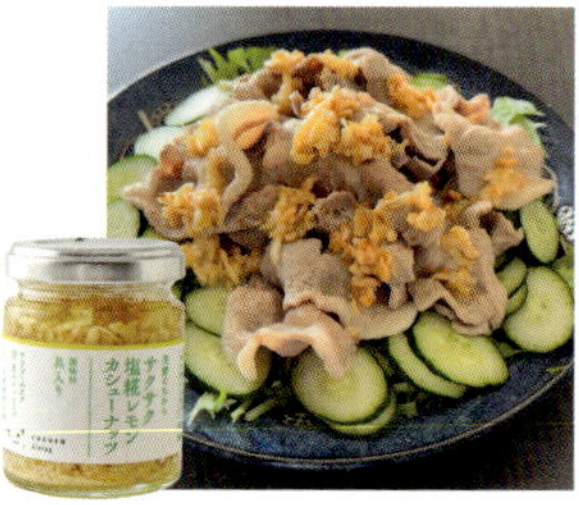

キムチだれのほか、「サクサク塩糀レモンカシューナッツ」（P22）を好きな量だけかけて食べるのも美味しい！　塩糀なので減塩＆腸活にもよく、サクサク食感も◎。

作り方

1. 水菜は食べやすい大きさに切り、たっぷりの水に5分ほどさらす。きゅうりは端を切り、切り口とこすり合わせてアク抜き（両端とも）をして、食べやすい大きさに切る。水菜は水気をよく切り、きゅうりとともにお皿に盛り付けておく。
2. ボウルにAを入れてよく混ぜ合わせる。
3. 鍋にお湯を沸かし、豚ロース肉をゆでて火を通す。

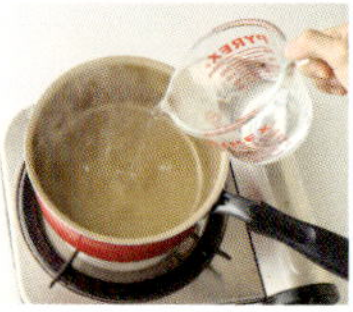

沸騰したところに急に豚ロース肉を入れると硬くなりやすい。少し差し水をしてお湯の温度を下げてから入れるのが、お肉をやわらかく仕上げるコツ！

4. ざるに3の豚ロース肉をあげてお湯を切り、1の野菜を盛ったお皿に盛り付ける（豚肉は冷水にさらさなくてOK）。
5. 豚ロース肉に2のキムチだれをかける。

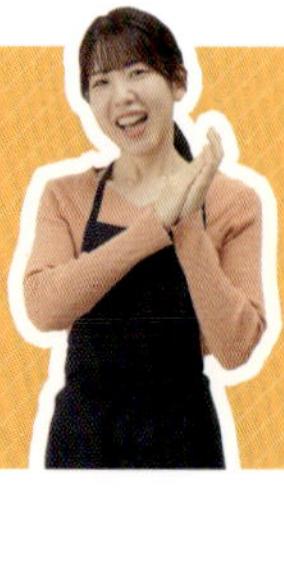

POINT

ビタミンB群＆たんぱく質が豊富な豚肉とともに、野菜がたっぷりとれるメニュー。水菜、きゅうりはアク抜きをしっかり行うことで、えぐみがなく、よりさっぱりすっきりいただけます。

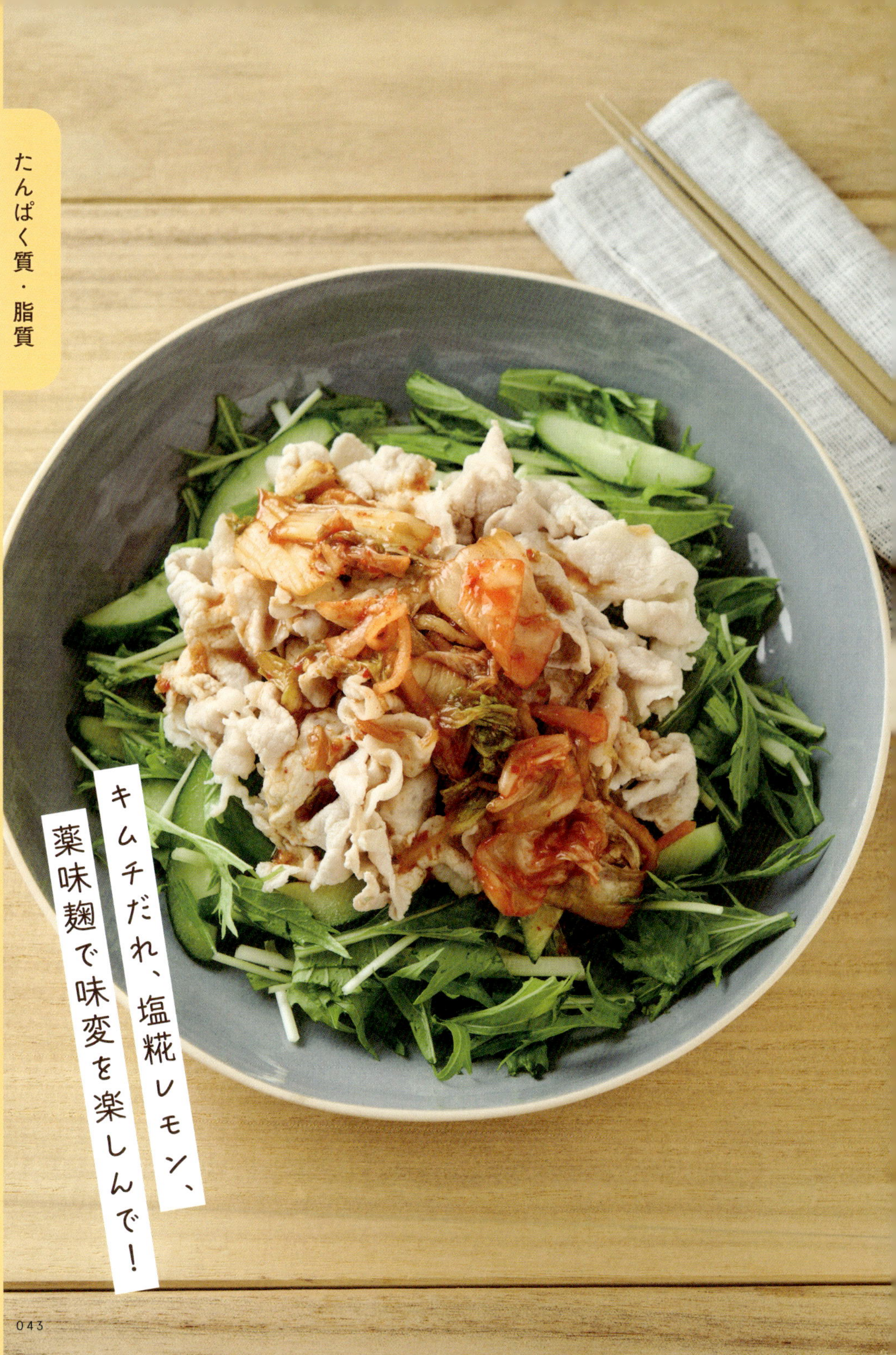

キムチだれ、塩糀レモン、
薬味麹で味変を楽しんで！

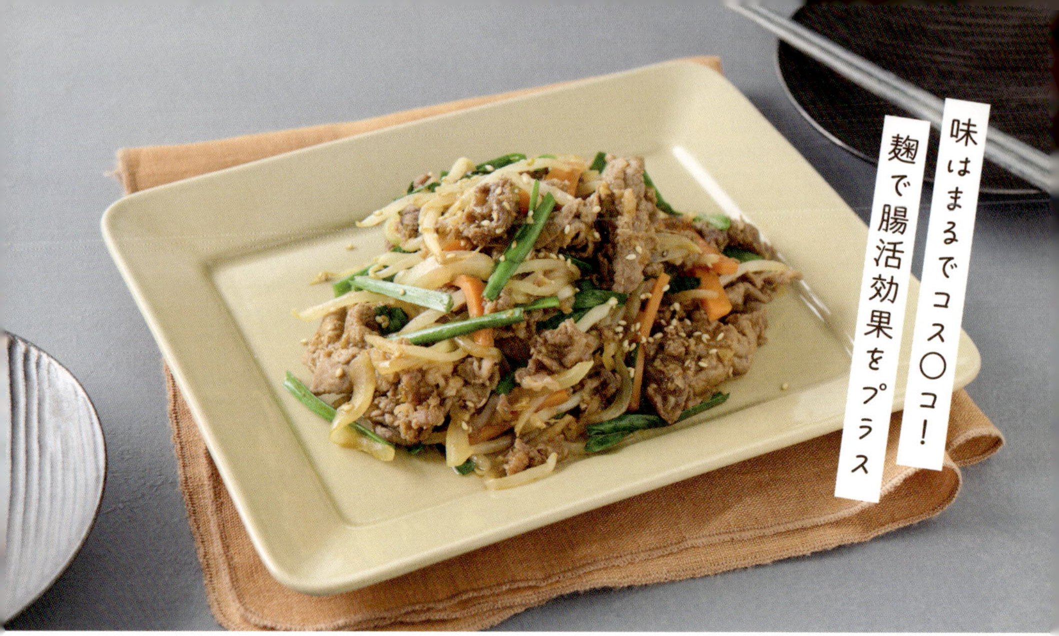

味はまるでコス〇コ！
麹で腸活効果をプラス

美味しくてごはんが進む

腸活プルコギ

材料（2人分）

牛肉薄切り肉（こま切れ肉でも可、長ければ食べやすい大きさに切る）……200g
玉ねぎ……1/2個（100g）
にんじん……1/2本（75g）
にら……1/2束（50g）
もやし……1/2袋（100g）
白ごま……少々

A
にんにくのオイル漬け……大さじ1
プルコギ麹……大さじ1.5
酒……大さじ1.5
コチュジャン……大さじ1
はちみつ……小さじ2（砂糖、甘麹で代用可）

作り方

1. 玉ねぎ、にんじんは細切りに、にらは5cmほどの長さに切る。
2. ポリ袋に牛肉、Aの調味料を入れてよくもみ込み、冷蔵庫で30分ほど味をなじませる。
3. フライパンを中火で熱し、玉ねぎ、にんじんを炒め、もやしを加えてさっと炒める。
4. 2を加えてよく炒め合わせ、味を見て足りなければ、プルコギ麹（分量外）を足して整える。
5. にら、白ごまを加えてさっと炒める。

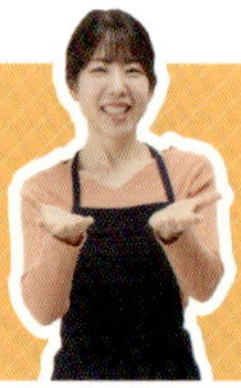

POINT

前日に牛肉を調味料に漬け込んでおくと（作り方2）、お肉にしっかりと味がつくうえ、食べるときに焼くだけなので便利。発酵食品のプルコギ麹、コチュジャン入りで腸活にぴったり！

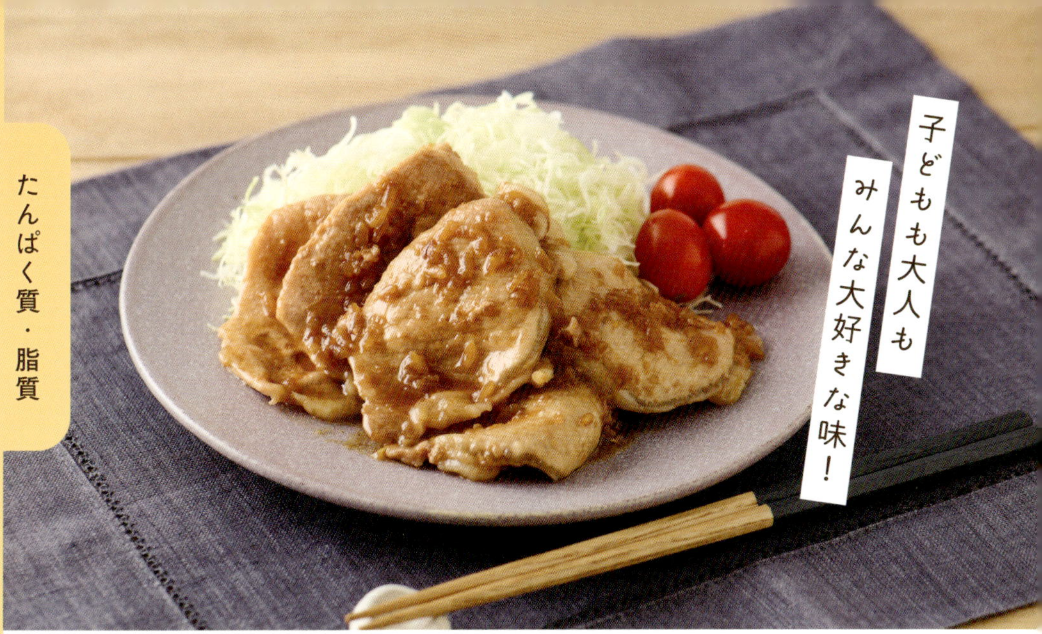

しょうゆ麹でお肉のうまみ爆発

ジューシーしょうが焼き

材料（3人分）

豚ロース肉……300g

A
- **しょうがのオイル漬け**……大さじ1/2
- **しょうゆ麹**……大さじ2
  （しょうゆ大さじ1.5で代用可）
- 酒……大さじ1
- みりん……大さじ2

作り方

1. ボウルに**A**をすべて入れてよく混ぜ合わせる。
2. フライパンを強めの中火で熱し、豚ロース肉を軽く焼く（まだ赤いところが少しある状態でOK）。
3. 1のたれを加えて豚ロース肉にからめながら両面を焼く。たれの水分が飛んでほとんどなくなったら、お皿に盛りお好みでキャベツ、プチトマトを添える。

POINT

赤身が多くて硬そうな豚肉は、米粉を少しはたいてから焼くと、やわらかく仕上がります。最後まで強めの中火で一気に作ると肉汁が外に流れ出ず、美味しくできます。

包丁もまな板も使わない超時短レシピ

揚げないヤンニョムチキン

材料（2人分）

鶏もも肉……300g
ごま油……少量

A
- コチュジャン……大さじ1
- ケチャップ……大さじ1
- **にんにくのオイル漬け**……大さじ1
- **しょうゆ麹**……小さじ1
（しょうゆ小さじ2/3で代用可）

白ごま……適量

作り方

1. 鶏もも肉の皮を取り、キッチンバサミで一口大に切る。
2. 食品保存袋に、①とAをすべて入れてもみ込んで、味をしみ込ませる。
3. フライパンにごま油を少量入れて弱めの中火で熱し、②を入れて7〜8分ほどふたをして焼き上げる。お皿に盛り白ごまをふる。

アレンジ さば

材料（2人分）

さば……2〜3切れ（約200g）

A
- コチュジャン……大さじ1
- ケチャップ……大さじ1
- **にんにくのオイル漬け**……大さじ1
- **しょうゆ麹**……小さじ1

白ごま……適量

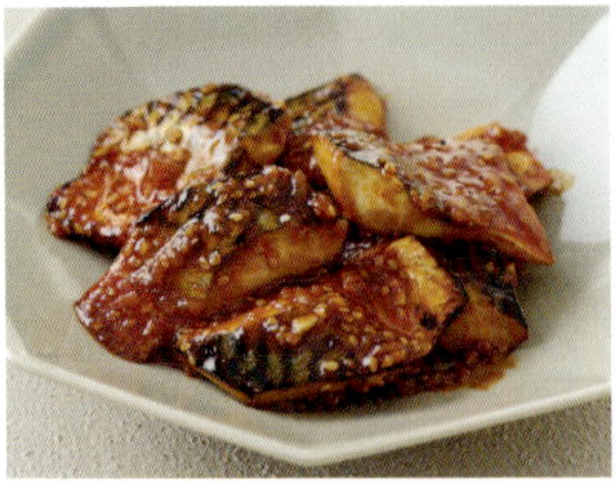

「揚げないヤンニョムチキン」と同じ調味料で、ダイエットに効く栄養素をいっぱい含んださばを使って作ります。

作り方

1. さばは一口大に切る。
2. 魚焼きグリルで（または、フライパンにごま油を少量入れて熱して）、一口大に切ったさばを焼く。
3. Aをすべてフライパンに入れて熱し、②で焼いたさばを入れてからめる。最後に白ごまを入れる。

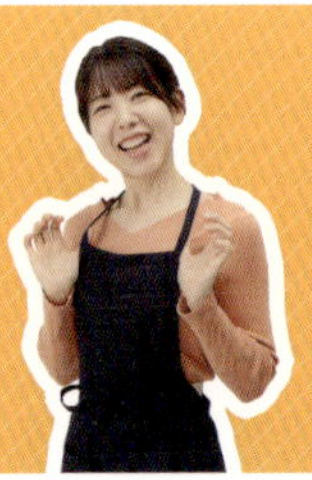

POINT

ダイエット＝鶏むね肉のイメージですが、ジューシーな鶏もも肉も皮を取れば脂質70％オフ！しかも揚げていないので低カロリー。アレンジバージョンのさばもぜひ試してみてね。

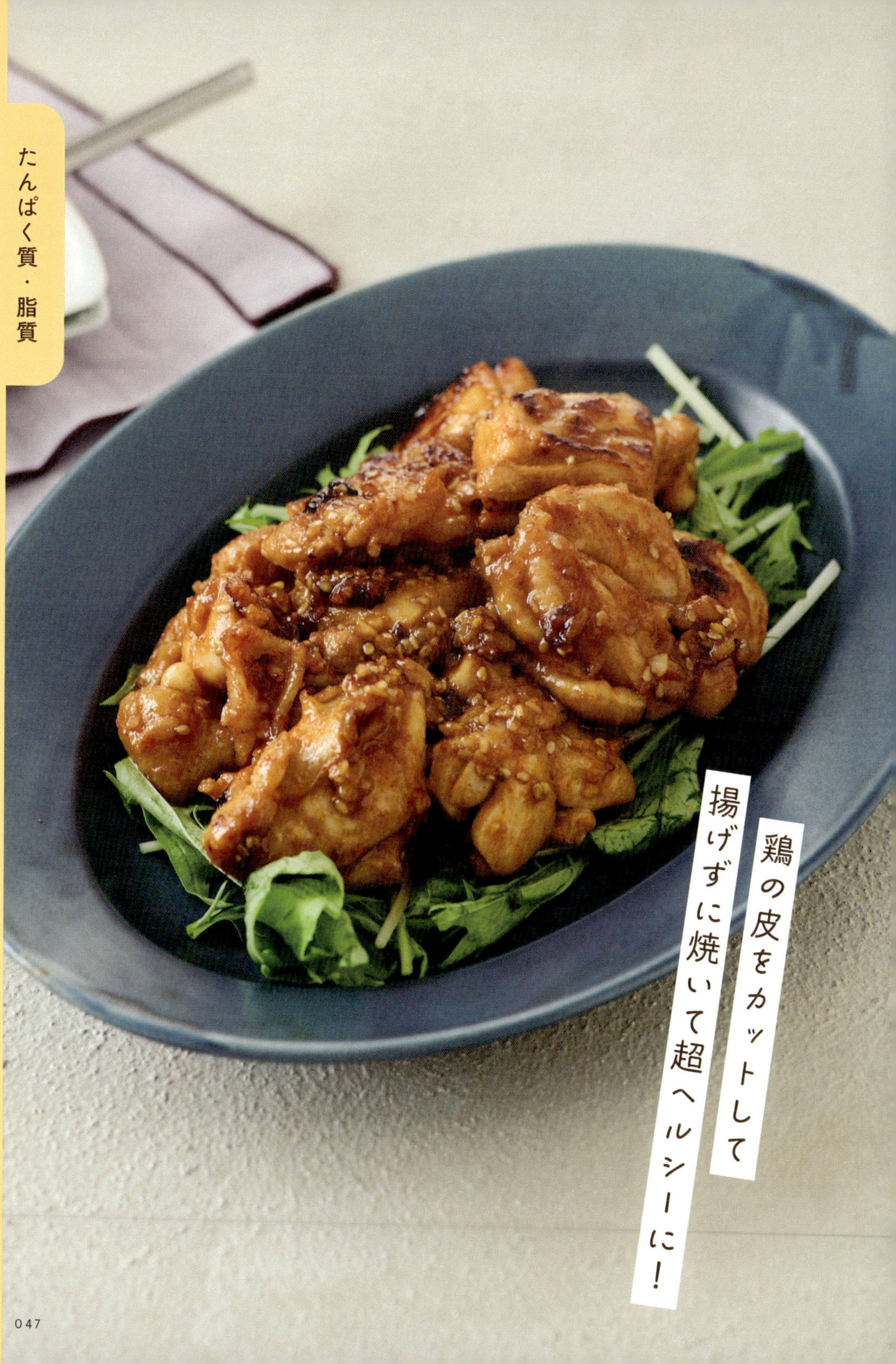
鶏の皮をカットして
揚げずに焼いて超ヘルシーに！

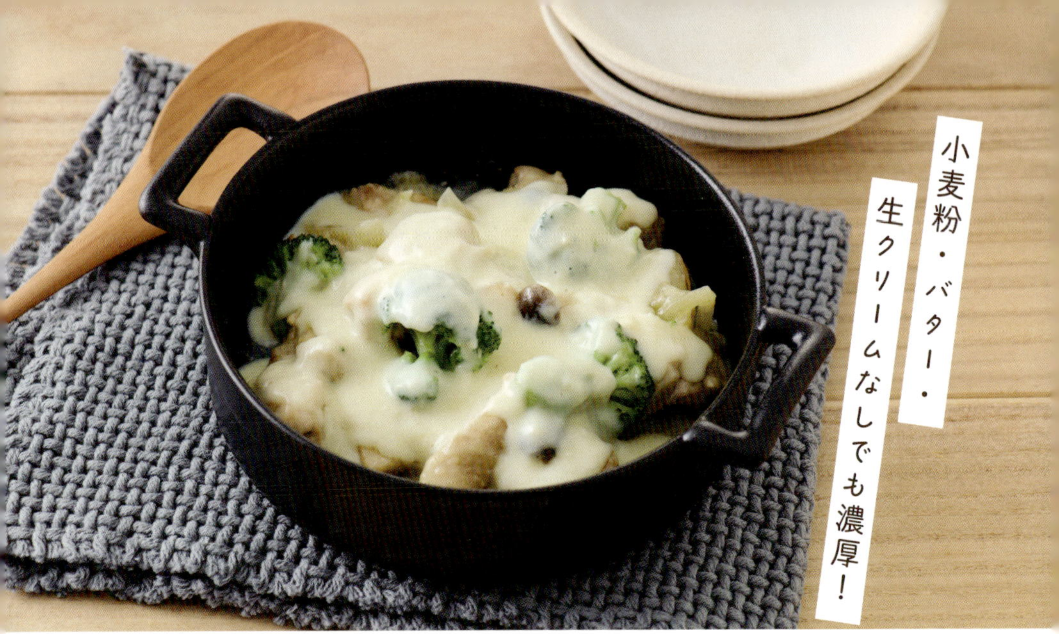

このまま食べてもドリアにしても美味しい

きのことチキンのクリーム煮

材料（2人分）

鶏もも肉……300g
玉ねぎ……50g
冷凍ブロッコリー……50g
しめじ（お好きなきのこで可）……50g
塩、こしょう……適量

A
玉ねぎ麹……大さじ1.5〜2
（**塩麹**小さじ2で代用可）
米粉……大さじ2（小麦粉で代用可）
無調整豆乳……200ml（牛乳で代用可）

作り方

1. 鶏もも肉はキッチンバサミで一口大に切る。玉ねぎはスライサーなどで薄切りにする。しめじは石づきを取り、小房にほぐしておく。
2. 耐熱容器にスライスした玉ねぎ、冷凍ブロッコリー、しめじを入れ、そのうえに一口大に切った鶏もも肉をのせて、軽く塩、こしょうをかける。
3. ふんわりとラップをして、レンジ（600W）で鶏もも肉に火が通るまで5〜6程度加熱する。
4. フライパンにAをすべて入れて、泡だて器などを使ってよく混ぜる。弱火にかけながら、とろみがつくまで混ぜ続ける。
5. 3をレンジから取り出し、4のクリームソースをかける。

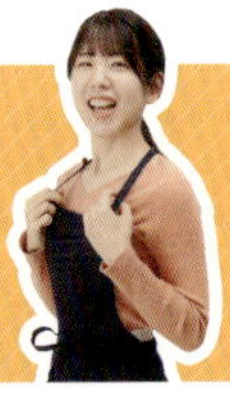

POINT

耐熱容器にごはん（120g程度）を入れ、「きのことチキンのクリーム煮」をかけ、さらにピザ用チーズのせてトースターで焼き目つければ、あっという間にドリアができます！

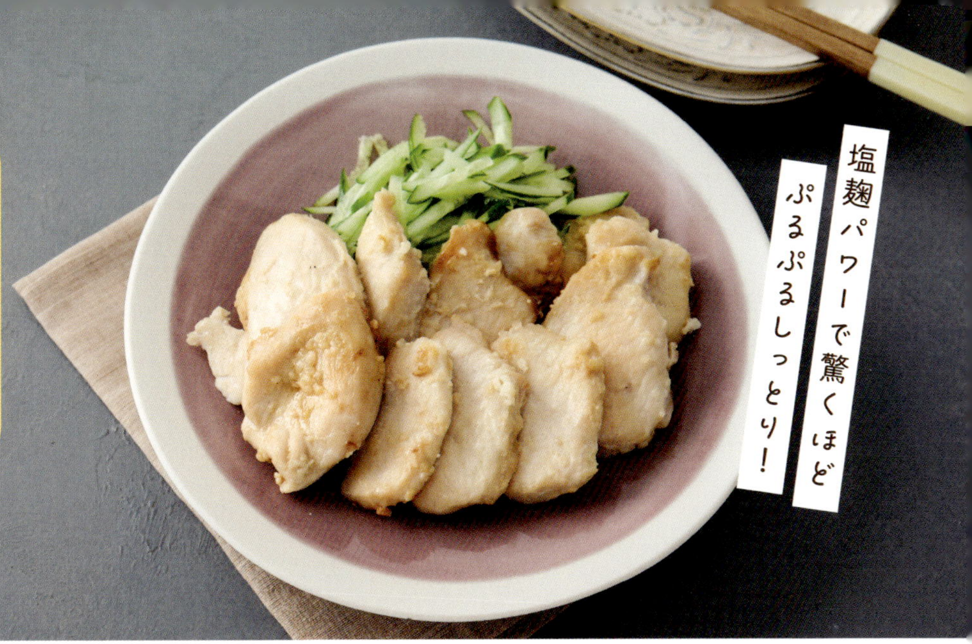

塩麹パワーで驚くほど
ぷるぷるしっとり！

手でさけるほどやわらかい～

鶏むねの塩麹焼き

材料（2人分）

鶏むね肉……300g
塩麹……大さじ1.5

作り方

1. 鶏むね肉の皮を取り、キッチンペーパーなどで軽く水気を拭き取る。筋を断つように、1～1.5cmくらいの厚さのそぎ切りにする。
2. 食品保存袋に、①と塩麹を入れてもみ込む（すぐに焼いてもよいが、最低30分、できれば2～3時間程度冷蔵庫で寝かせておくと味がよくなじんで美味しく仕上がる）。
3. 魚焼きグリルにアルミホイルを敷き、②をくっつかないように並べて、弱火で肉の中心に火が通るまで両面を焼く。皿に盛り、お好みで細切りにしたきゅうりを添える。

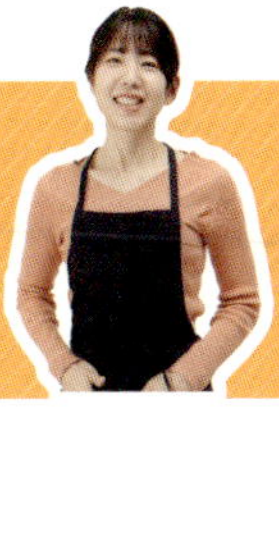

POINT

マッチョ友達直伝の高たんぱくレシピ！　肉を魚焼きグリルで焼くときには、頻繁にひっくり返さないこと。ひっくり返すたびに肉から水分が出てパサパサになってしまいます。

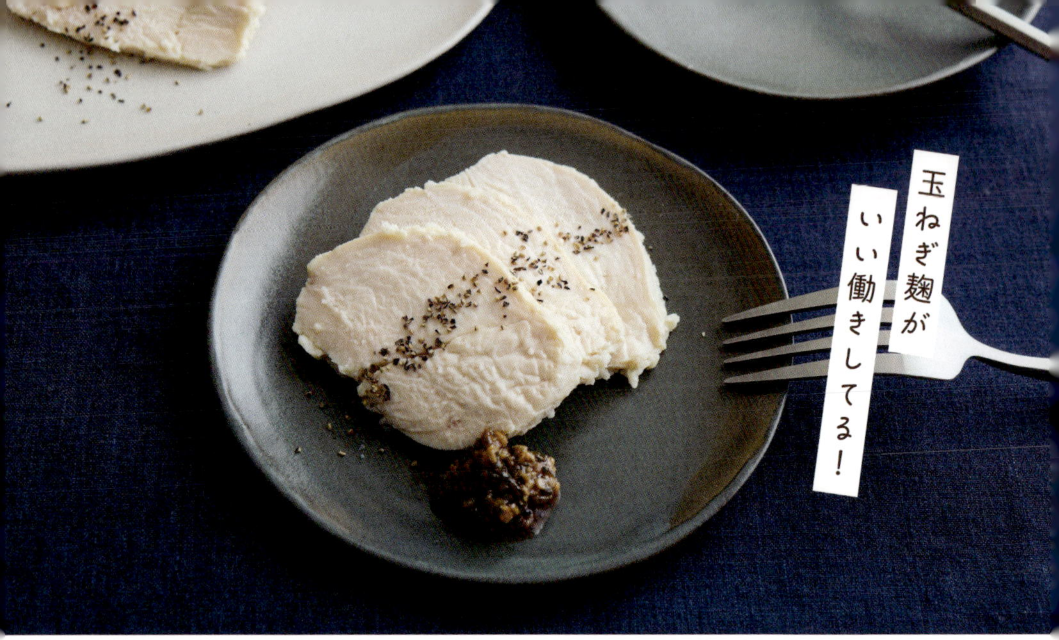

紐を巻かずに簡単！ パンチのある味わい

ぷりぷり鶏ハム

材料（2人分・作り置き分を含む）

鶏むね肉……300g
粗びき黒こしょう……お好みで
薬味麹……お好みで

A
オリーブオイル……大さじ1/2
玉ねぎ麹……大さじ1
（コメソメ小さじ２で代用可）
はちみつ……小さじ１
にんにくチューブ……２cm

作り方

1. 鶏むね肉の皮の部分にフォークで穴を開ける。
2. 耐熱袋に1とAをすべて入れてもみ込む。鶏むね肉に調味料がなじんだら袋の空気を抜いて閉じ、冷蔵庫で最低30分、できればひと晩寝かせる。
3. 鍋にお湯を沸かし、沸騰したら弱火にして2を耐熱袋のまま入れる。２～３分ゆでたら火を消し、鍋にふたをして冷めるまで置いておく。
4. 耐熱袋から鶏むね肉を取り出して、５mm幅くらいに切る。お好みで粗びき黒こしょうをかけ、薬味麹を添える。

POINT

フォークで皮に穴を開けると調味料がなじみやすくなり、加熱したときに肉が縮むのを防ぎます。皮を取るとよりヘルシーですが、ハムのときは皮があったほうが美味しいです！

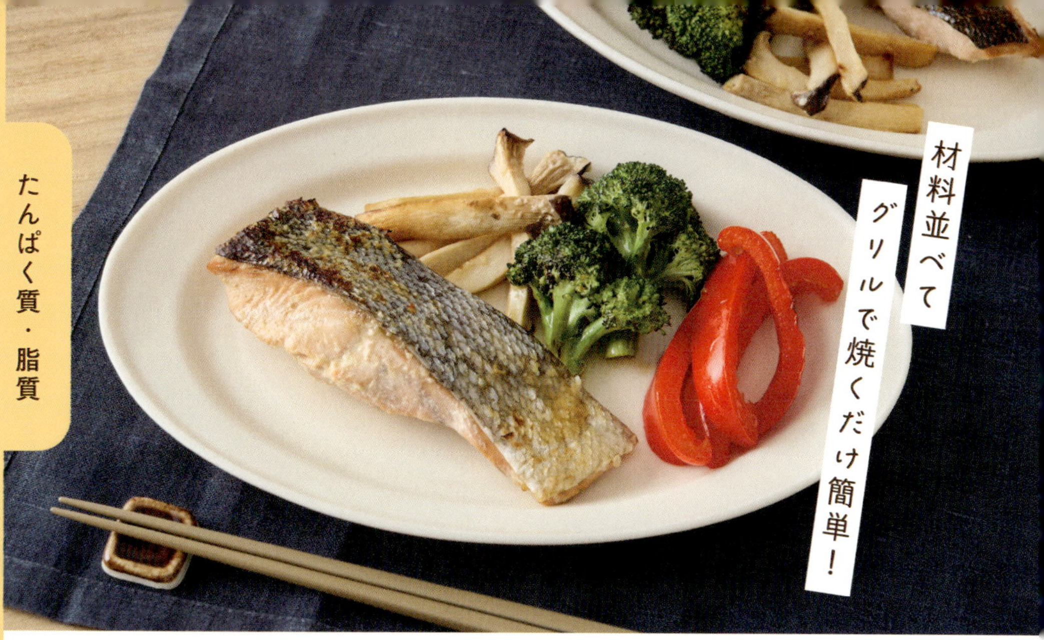

みそヨーグルトでコクのある味に

鮭のみそヨーグルト焼き

材料（2人分）

生鮭……２切（160g）
エリンギ……60g
赤パプリカ……1/2個（75g）
ブロッコリー……６房（90g）
オリーブオイル……小さじ１

A
ヨーグルト（プレーン無糖）……60g
みそ（白みそ、あわせみそ推奨）……20g
みりん……大さじ１

作り方

1 エリンギは縦４等分に切り、赤パプリカは縦８等分に切る。

2 ポリ袋に**A**を入れて混ぜ、生鮭とエリンギを加えてからめたら、冷蔵庫で約30分漬ける（３時間からひと晩漬けるとさらに美味しい）。

3 アルミホイルを約20cm長さに２枚切って、魚焼きグリルに広げる。１枚には、焦げないように漬けだれを軽くこそげて生鮭とエリンギを並べる。もう１枚にはパプリカ、ブロッコリーを並べ入れ、オリーブオイルをかける。グリルで両面を中火で５～６分ずつ焼く。

POINT

メインの魚料理とつけ合わせの野菜を一度に魚焼きグリルで焼いて作る時短メニュー！
途中で焦げそうになったときには、アルミホイルで鮭や野菜を覆ってください。

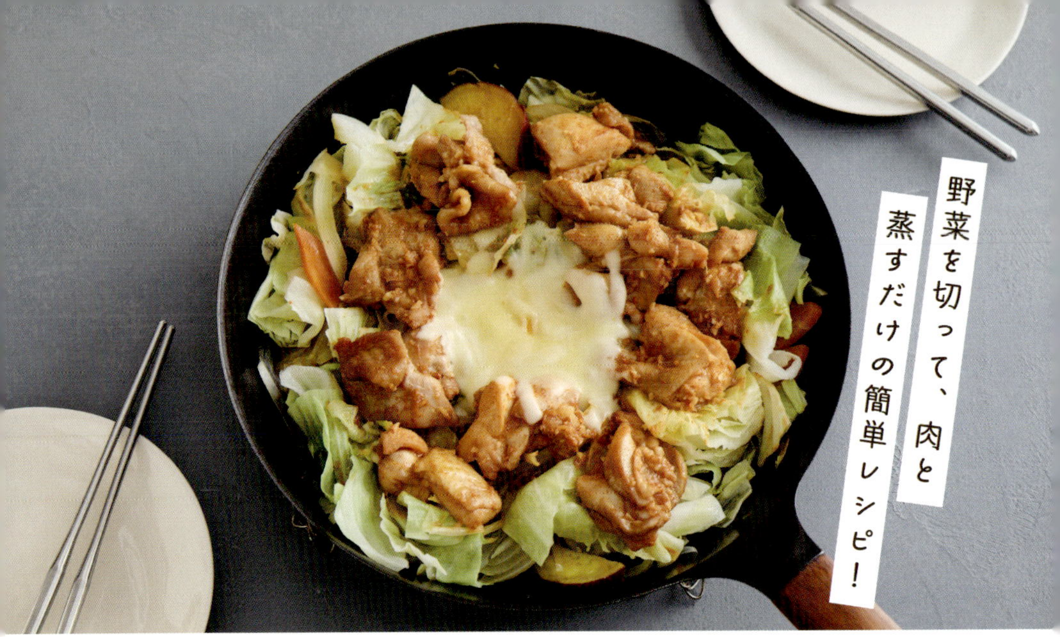

野菜を切って、肉と
蒸すだけの簡単レシピ！

食物繊維も発酵食品も一度にたっぷりとれる！

腸活チーズタッカルビ

材料（２人分）

鶏もも肉……300g
さつまいも……1/2本（110g）
にんじん……1/2本（75g）
玉ねぎ……１個（200g）
キャベツ……1/4個（300g）
ピザ用チーズ……30g

A
コチュジャン……大さじ１
しょうゆ麹……大さじ１
（しょうゆ小さじ２で代用可）
にんにくのオイル漬け……小さじ２
しょうがのオイル漬け……小さじ２
みりん……小さじ２

作り方

1. 鶏もも肉は一口大に切る。
2. ポリ袋に❶とAをすべて入れて、しっかりともみ込む。
3. さつまいもとにんじんは５mm幅の半月切り、玉ねぎは薄切り、キャベツはざく切りにする。
4. フライパンにさつまいもとにんじん→玉ねぎ→キャベツの順にのせ、最後に❷をのせる。
5. フライパンにふたをして５分ほど弱めの中火にかける。キャベツがしんなりとしてきたらふたを取り、焦げないように炒めていく。全体に火が通ったら、フライパンの中心部分を開けてピザ用チーズを入れる。

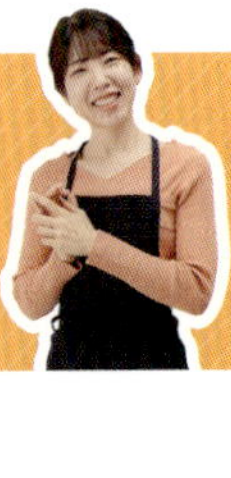

POINT

発酵食品のコチュジャン、食物繊維が豊富なさつまいも、にんじん、玉ねぎ、キャベツがたっぷりとれてまさに腸活！　フライパンのまま食卓に置いて、熱々を味わってくださいね。

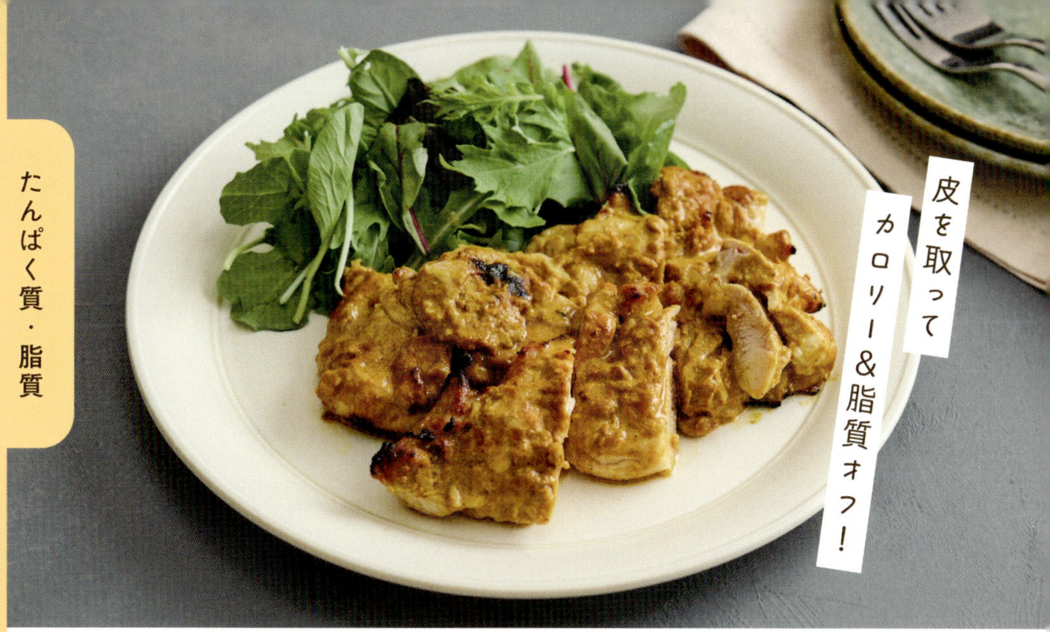

漬け込んだ肉を魚焼きグリルで焼くだけ

タンドリーチキン

材料（２人分）

鶏もも肉……300g
ヨーグルト（プレーン無糖）……60g
ベビーリーフ……お好みで

A
カレー粉……大さじ１
ケチャップ……大さじ１
にんにくのオイル漬け……小さじ２
塩、こしょう……適量（４ふりくらい）

作り方

1. 鶏もも肉の皮を取り、味がしみ込むようにフォークで全体に穴を開ける。
2. 食品保存袋に、1、ヨーグルト、Aをすべて入れてよくもんだら、最低2時間冷蔵庫で寝かせる。
3. 食品保存袋から鶏もも肉を取り出し、魚焼きグリルの弱火で両面８分ずつ焼く。食べやすい大きさに切ってお皿に盛り、お好みでベビーリーフなどを添える。

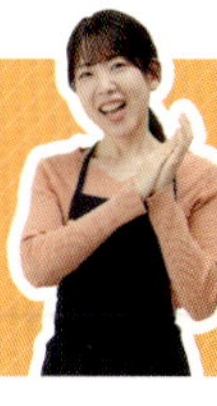

POINT

ヨーグルトに漬け込むことで、鶏もも肉がやわらかく仕上がります。パートナーやお子さん用には皮を取らずに作っても◎。よりジャンキーで、食べ応えUP！

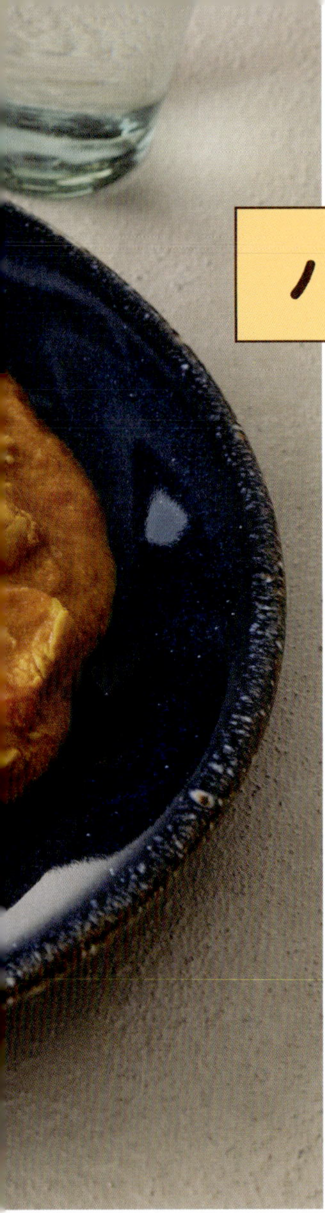

ダイエット中でも安心！

バターチキンカレー

材料（２人分）

鶏むね肉……200g
にんにくのオイル漬け……小さじ１
トマト缶（ホール）……1/2缶
甘酒……小さじ２
（はちみつ小さじ1/2に代用可）
玉ねぎ麹……小さじ１
カレー粉……大さじ1/2
無調整豆乳……100ml
バター……15g
塩、こしょう……適量
ごはん……240g

A
ヨーグルト（プレーン無糖）……25g
カレー粉……大さじ１
にんにくのオイル漬け……小さじ１
しょうがのオイル漬け……小さじ１
（にんにくチューブ、しょうがチューブ、
それぞれ2cmずつで代用可）

作り方

1. 鶏むね肉はそぎ切りする。
2. 食品保存袋に1とAをすべて入れてよくもみ、冷蔵庫で最低30分休ませる。
3. 鍋にオリーブオイル（分量外）を熱し、にんにくのオイル漬け、漬け込んだ2の鶏むね肉を入れて弱火で炒める。
4. 鶏むね肉の表面が白くなってきたら、トマト缶、甘酒、玉ねぎ麹、カレー粉を入れて10分ほど弱火で煮る。
5. 無調整豆乳を加え、仕上げにバターを入れ、塩、こしょうで味を整える。ごはんと一緒にお皿に盛る。

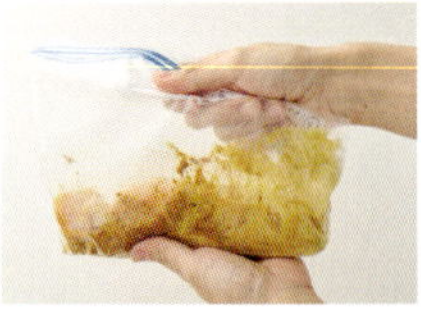

食品保存袋をよくもんで、鶏むね肉全体に調味料をなじませてから冷蔵庫へ。私はいつも前日に作ってひと晩漬けておきます。しっかりと味がしみ込んで美味しいですよ！

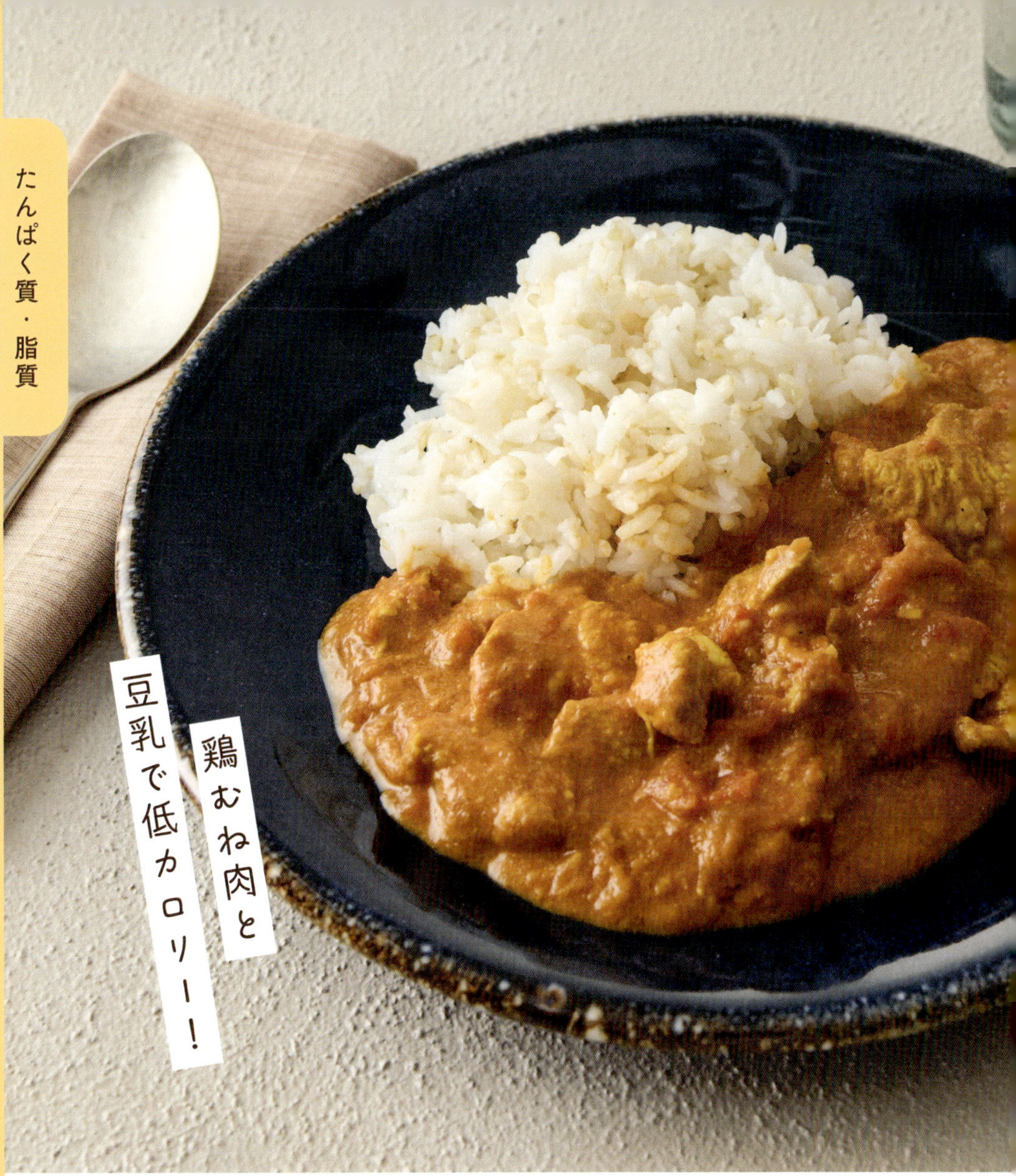

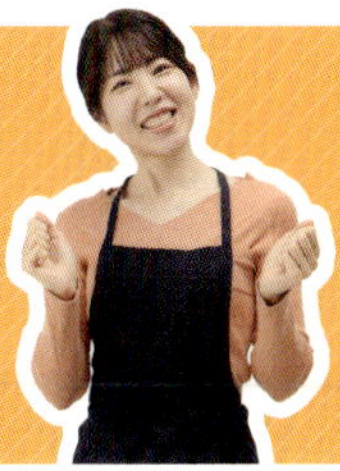

POINT

太りやすいと思われがちなカレーですが、根菜をなるべく使わない、鶏肉の皮をとればヘルシーに！　トマト缶を使えば酸味のおかげで、塩分を控えめにできます。

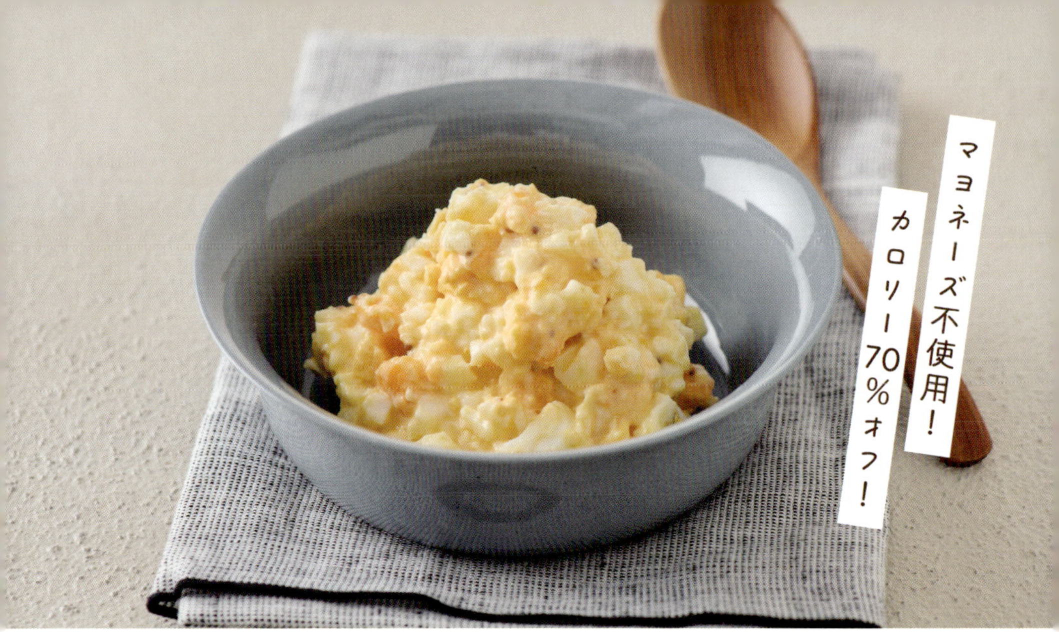

そのまま食べてもタルタルソース代わりにも

たまごサラダ

材料（2〜3人分）

卵……2個
塩麹ヨーグルト……大さじ3
無調整豆乳（牛乳で代用可）
……大さじ1
粒マスタード……小さじ1

作り方

1. 卵はゆで卵にする。
2. ボウルにゆで卵を入れ、フォークで細かくつぶす。
3. 別のボウルに塩麹ヨーグルトを入れ、練るように混ぜてやわらかくする。無調整豆乳を加えてよく混ぜ、2のつぶしたゆで卵を入れて、さらに混ぜ合わせる。
4. 3に粒マスタードを入れて全体を混ぜ合わせる。

アレンジ ブロッコリーとアボカドのタルタルサラダ

材料（2人分）

アボカド……1個
ブロッコリー……1/2株
玉ねぎ……1/4個（50g）
たまごサラダ……120g
こしょう……お好みで

作り方

1. ブロッコリーは房ごとに切りわけ、レンジ（600W）で2〜3分加熱する。
2. アボカドはさいの目に切る。玉ねぎはみじん切りにする。
3. ボウルに、ブロッコリー、アボカド、玉ねぎ、たまごサラダ、お好みでこしょうを入れて混ぜ合わせる。

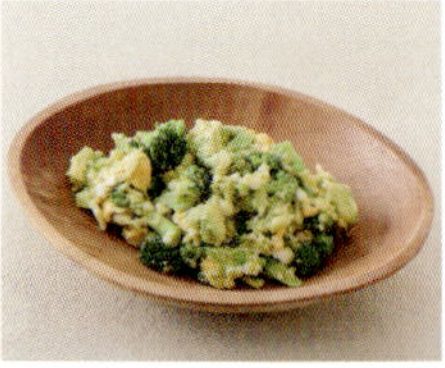

「たまごサラダ」にブロッコリーとアボカド、玉ねぎを加えるだけで、ヘルシーで食べ応えのあるサラダがすぐできます！

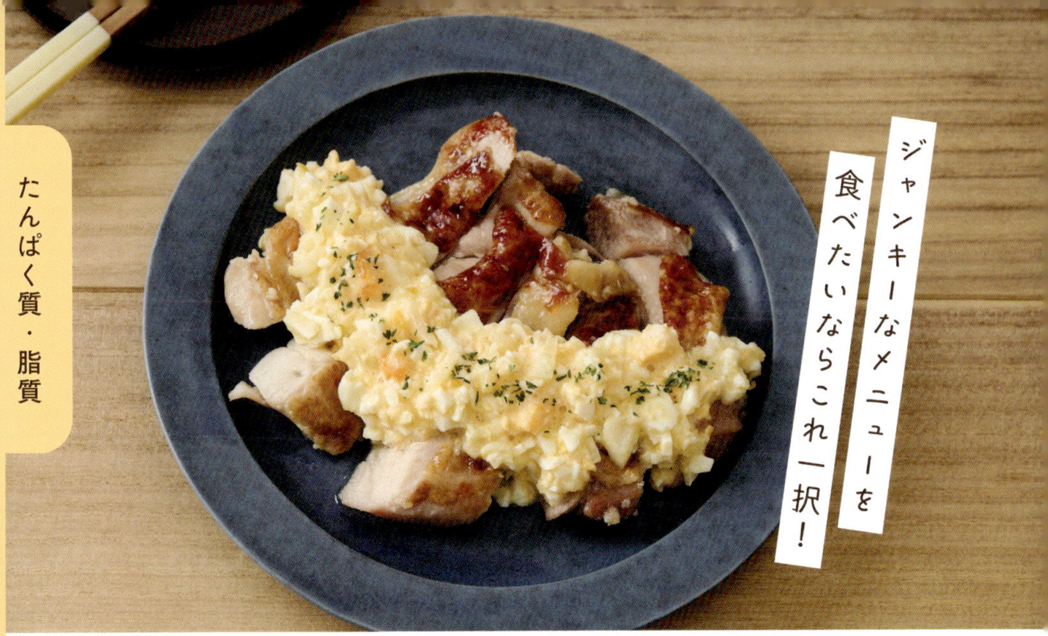
ジャンキーなメニューを
食べたいならこれ一択！

たまごサラダをたっぷりのせて

チキングリルの麹だれ（チキン南蛮風）

材料（2人分）

鶏もも肉……300g
たまごサラダ（P56で紹介したもの）……適量
塩、こしょう……適量
刻みパセリ……お好みで

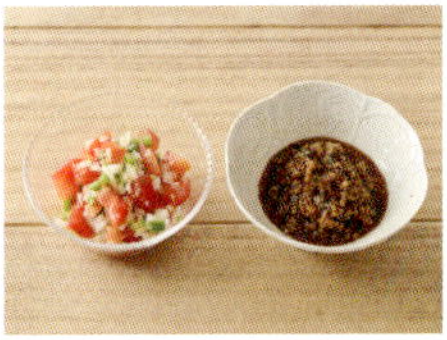

「たまごサラダ」のほか、サルサ麹、薬味麹もチキングリルとの相性バッチリ。3つのたれで味変しながら食べるのもおすすめです！

作り方

1. フライパンに鶏もも肉の皮の部分を下にして置き、弱火で10〜15分焼く。
2. 1に美味しそうな焼き目がついたらひっくり返し、皮目に軽く塩こしょうを振る。裏面は弱火で5分程度焼いて、鶏もも肉にしっかり火を通す。
3. 2を食べやすい大きさに切ってお皿に盛り、「たまごサラダ」をたっぷりとかけ、お好みで刻みパセリをふりかける。

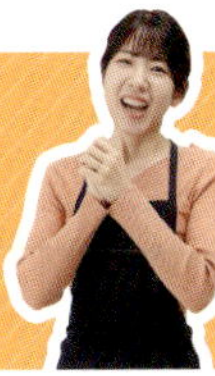

POINT

鶏もも肉を焼くときは、上からフライ返しで押さえたり、水の入った鍋などをおもしとして上に置くと、肉が縮まず、皮もよりカリカリで美味しく仕上がります。

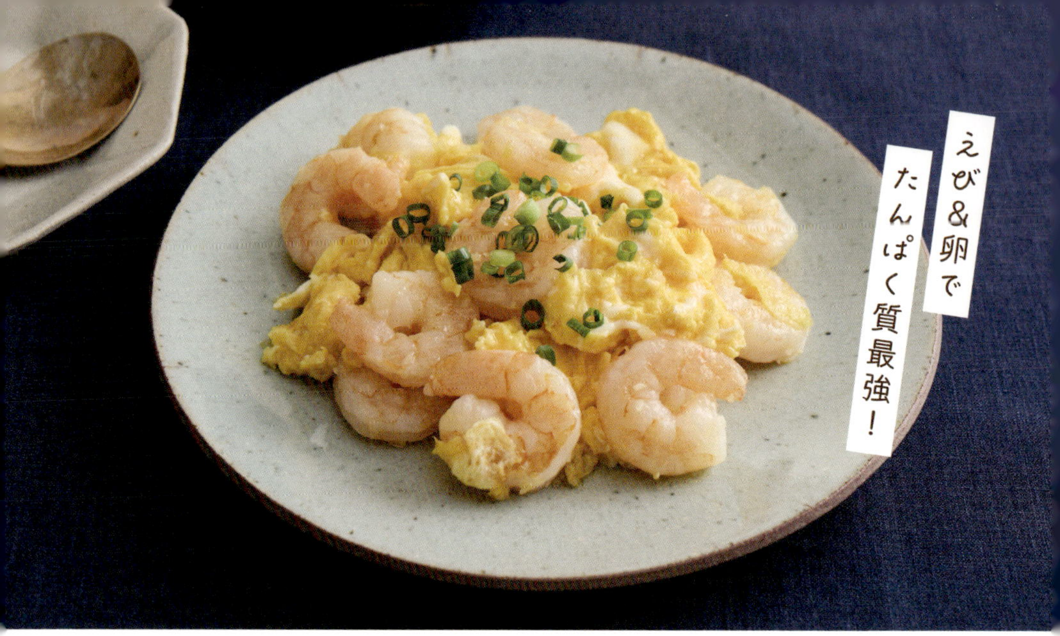

えびぷりっぷり！ たまごとろふわ♪

えびたま炒め

材料（2人分）

むきえび（冷凍でも可）……15尾
卵……３個
酒……少々
塩……少々
玉ねぎ麹（**塩麹**でも可）……大さじ1/2
にんにくのオイル漬け……小さじ２
小ねぎ……お好みで

作り方

1. むきえびは洗って（冷凍の場合は解凍後に）酒、塩をふって軽くもんでおく。臭みが気になるようなら片栗粉（分量外）をまぶしてから洗うとよい。
2. ①を耐熱容器に入れ、レンジ（600W）で約１分加熱し、裏返してさらに30～40秒加熱する。
3. ボウルに卵を割り入れ、溶きほぐす。玉ねぎ麹を加えてよく混ぜる。
4. 熱したフライパンに、にんにくのオイル漬けをオイル多めに入れ、②のむきえびを20～30秒ほど炒める。
5. ④に③を加えて強めの中火にし、大きめのヘラやスプーンなどですくうように混ぜ、卵が半熟くらいになったら火を止める。お皿に盛り、お好みで小口切りにした小ねぎを散らす。

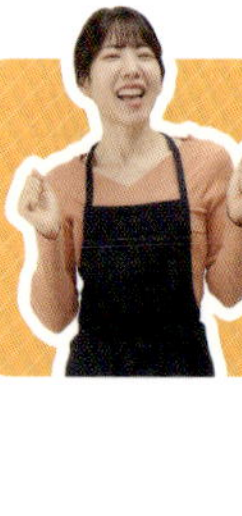

POINT

むきえびは背わた除去済のものを使うと便利。えびをレンジで加熱する際は、えびの生の部分がなくなるまで様子を見ながら時間を調整してください。

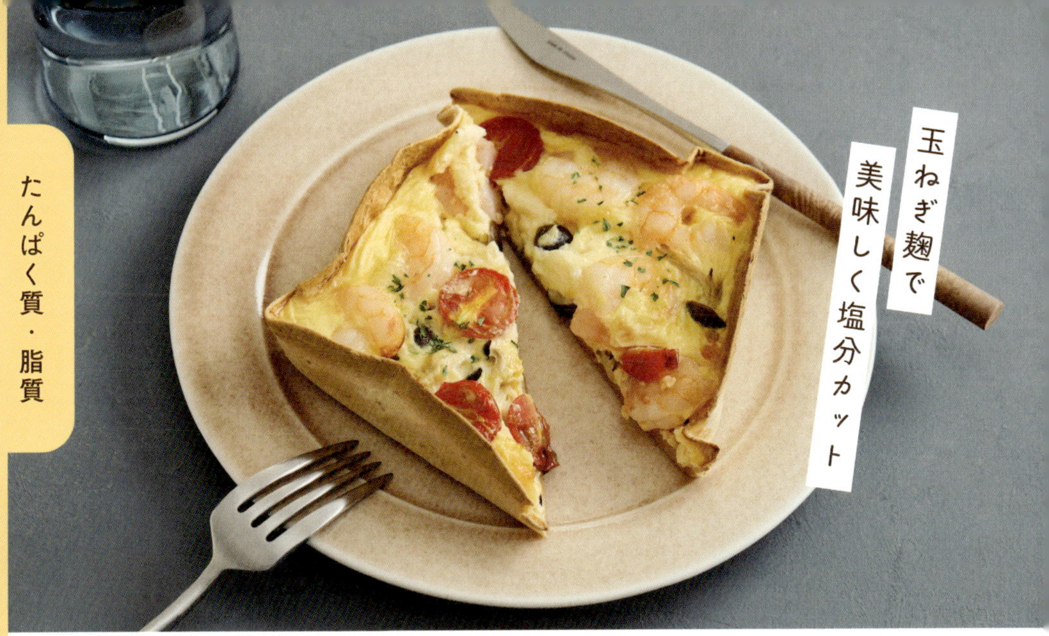

とうもろこし由来のトルティーヤでヘルシー

えびときのこの麹キッシュ

材料（2人分）

トルティーヤ……1枚
むきえび（冷凍でも可）……150g
プチトマト……3～4個
しめじ……1/2パック（50g）
卵……2個
牛乳（無調整豆乳、オーツミルクでも可）……160ml
玉ねぎ麹（**塩麹**でも可）……小さじ2
刻みパセリ……お好みで

作り方

1. あらかじめオーブンを180度で予熱しておく。
2. トルティーヤがくぼむくらいの四角い耐熱容器に、クッキングシートをくしゃくしゃにして敷き、そのうえにトルティーヤをのせる。
3. むきえびは洗って（冷凍の場合は解凍後に）酒、塩をふって軽くもんでおく。臭みが気になるようなら片栗粉（分量外）をまぶしてから洗うとよい。
4. プチトマトは半分に切り、しめじは石づきを取り、小房にほぐしておく。
5. 2に、卵、牛乳、玉ねぎ麹を入れてよく混ぜ、むきえび、プチトマト、しめじを入れる。
6. 180度のオーブンで約30分焼く。お好みで刻みパセリを散らす。

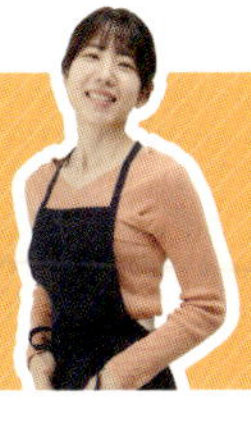

POINT

野菜はほうれん草や小松菜、かぼちゃなどお好きなものを入れてOK！　焼き上がりを確認するときは、耐熱容器を揺らしてみて生地がプルプルと動かなくなったら完成です。

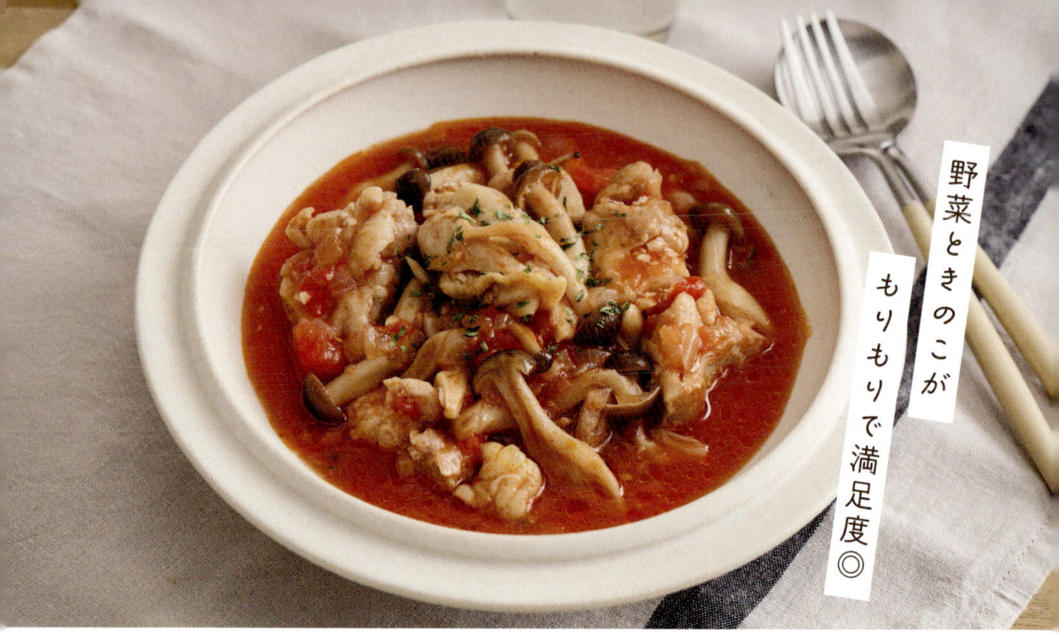

低脂質で高たんぱく質、食物繊維もとれる

チキンときのこのトマト煮

材料（２人分）

鶏もも肉……300g
玉ねぎ……100g
しめじ……１パック（100g）
塩麹……大さじ１
片栗粉……５g
オリーブオイル……６g
にんにくのオイル漬け……小さじ１
刻みパセリ……お好みで

A
カットトマト缶……200g
水……30ml
ローズマリー……1/2本
玉ねぎ麹……小さじ１

作り方

1. 鶏もも肉は一口大に切って食品保存袋に入れ、塩麹を加えて30分漬け込む。
2. 玉ねぎは粗めのみじん切りにする。しめじは石づきを取り、小房にほぐす。
3. 1の30分漬け込んだ鶏もも肉の袋に片栗粉を加え、よくもみ込む。
4. フライパンにオリーブオイルを入れて弱火で鶏もも肉を焼き、両面に焼き色がついたら取り出す。
5. フライパンに玉ねぎとにんにくのオイル漬けを入れて炒め、玉ねぎがしんなりとしてきたら、しめじを加えて炒める。
6. 鶏もも肉を戻し入れ、Aをすべて加えて混ぜ合わせる。フライパンにふたをして、弱火で15分煮込む。
7. 器に盛り、お好みで刻みパセリを散らす。

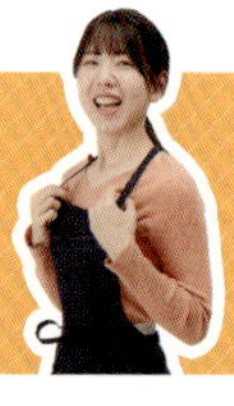

POINT

「にんにくのオイル漬け」がないときは、にんにくを粗いみじん切りにして代用してもOK！
鶏もも肉としめじを一度フライパンで焼くことで素材のうまみが凝縮されて◎！

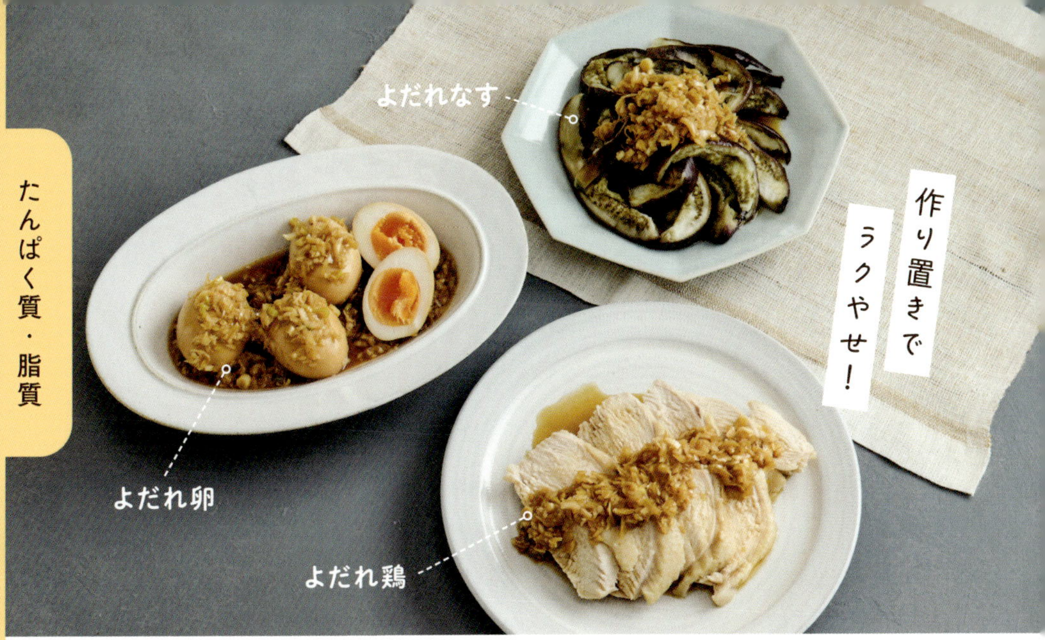

万能ねぎだれ（P22）で3品

よだれ鶏/よだれなす/よだれ卵

よだれ鶏

材料（2人分・作り置き分を含む）

鶏むね肉……300g
塩麹……大さじ1
万能ねぎだれ……適量

作り方

1. 耐熱袋に鶏むね肉と塩麹を入れて、冷蔵庫で30分〜1日寝かせる。
2. 耐熱袋ごと、10分ほど蒸す。
3. 鶏むね肉を取り出し、食べやすい厚さに切ってお皿に盛る。万能ねぎだれをかける（保存目安：冷蔵庫で2〜3日）。

よだれなす

材料（2人分・作り置き分を含む）

なす……3本（240g）
万能ねぎだれ……適量

作り方

1. なすは10分ほど蒸して、食べやすい大きさに切る（蒸すのではなく、炒めてもOK）。
2. お皿に盛り、万能ねぎだれをかける（保存目安：冷蔵庫で2〜3日）。

よだれ卵

材料（2人分・作り置き分を含む）

卵……8個
万能ねぎだれ……適量

作り方

1. 卵はゆで卵にする（かたゆででも半熟でもお好みの硬さに）。
2. 食品保存袋にゆで卵と万能ねぎだれを入れて、冷蔵庫でひと晩漬け込む（保存目安：冷蔵庫で3〜5日）。

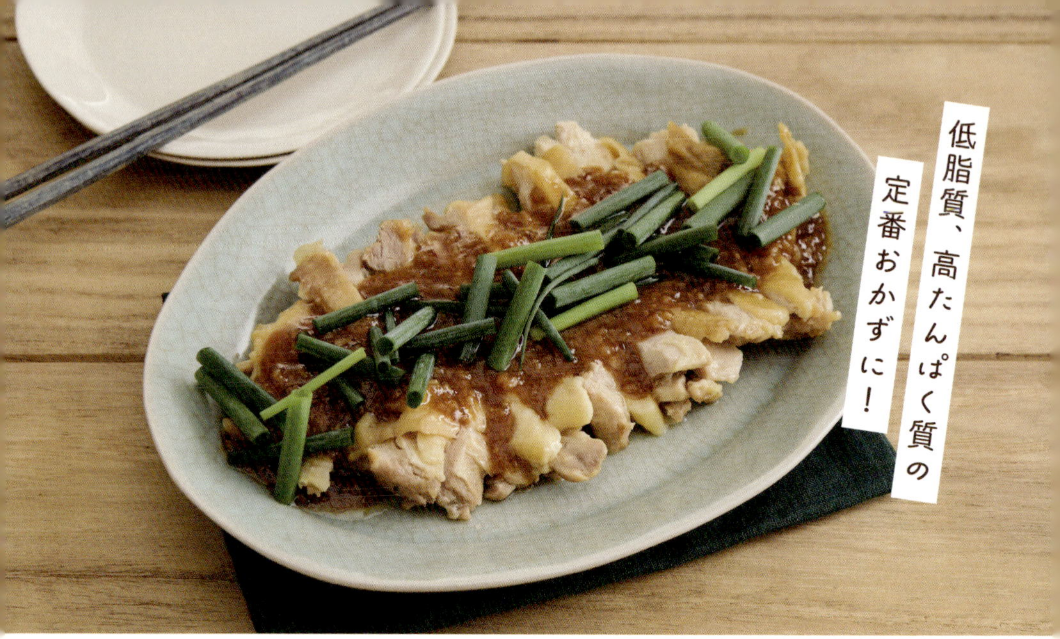

低脂質、高たんぱく質の
定番おかずに！

調理時間ほぼ5分！ 丼ぶりにもサンドイッチにも◎

レンチンチャーシュー

材料（2人分）

鶏もも肉……300g
小ねぎ……２本

A
- **しょうゆ麹**……大さじ2.5
（しょうゆ大さじ２で代用可）
- みりん……大さじ２
- 酒……大さじ２
- **にんにくのオイル漬け**……大さじ1/2

作り方

1. 鶏もも肉は広げて余分な脂を切り取り、皮目にフォークを刺して、味をしみ込みやすくする。
2. 鶏もも肉１枚を入れても余裕のある大きめの耐熱容器に1とAをすべて入れ、ふんわりとラップをしてレンジ(600W)で４分ほど加熱する。裏返してさらに１分30秒加熱する。
3. 小ねぎは５cmの長さに切る。
4. 2の鶏もも肉を食べやすい厚さに切ってお皿に盛り、耐熱容器に残ったたれをかけ、小ねぎを散らす。

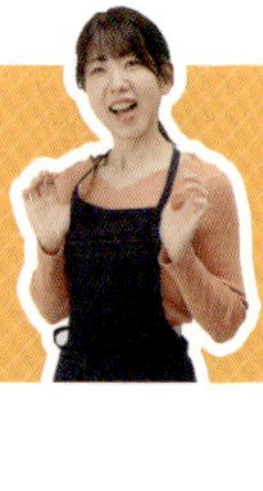

POINT

大人用なら最後に鷹の爪を少し加えるとピリッとした辛味がアクセントになって◎。ごはんのうえにのせてチャーシュー丼にしても美味しいです。

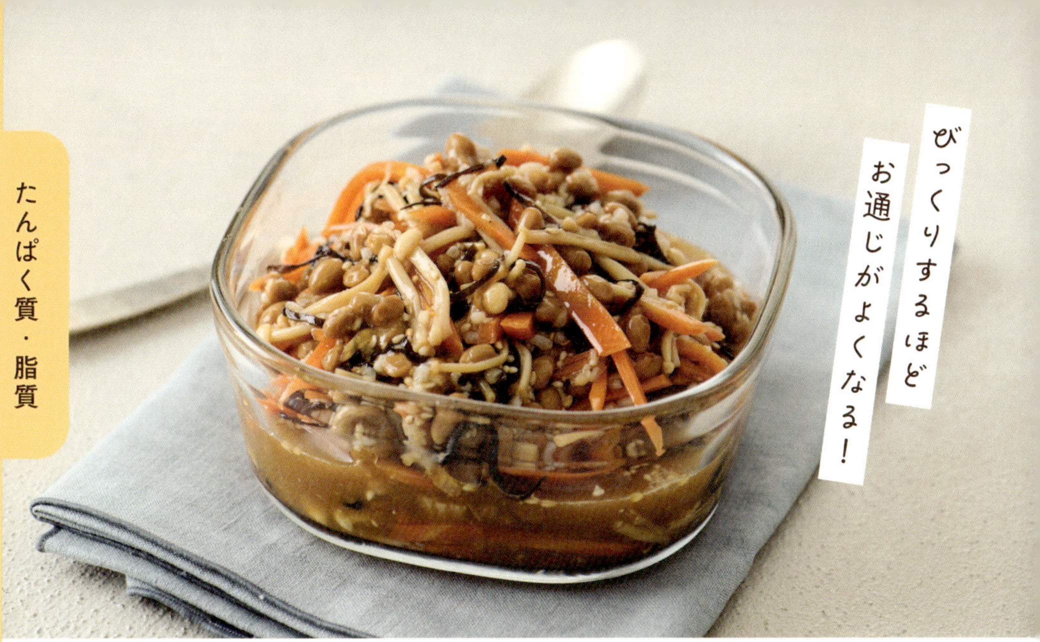

びっくりするほど
お通じがよくなる!

そのままでもごはんにかけてもOK

納豆麹

材料(作りやすい分量)

麹(生麹でも乾燥麹でも可)……50g
お湯(お風呂くらいの温度)……50〜75ml
納豆……3パック
にんじん……100g
えのき……200g
白ごま……大さじ2
塩昆布……10g
しょうゆ……大さじ2
酒……大さじ4
みりん……大さじ1
ごま油……大さじ1/2

【 麹の戻し方 】 生麹を使う場合

1. ボウルに麹50gを入れ、手でほぐす。
2. 60度以下の熱めのお風呂くらいのお湯50ml(乾燥麹の場合は75ml)を1に入れる。
3. 炊飯器に60度以下のお湯を入れ、ボウルごと炊飯器に入れる。
4. 炊飯器の保温ボタンを押して約1時間(乾燥麹の場合は1〜3時間)放置する。

作り方

1. 麹を戻す(戻し方の詳細は左下参照)。
2. にんじんは5cm長さの細切り、えのきは5cmの長さに切る。
3. 鍋にしょうゆ、酒、みりんを入れて沸かし、2を入れる。ふたをして弱火で3分加熱して火を止め、にんじんとえのきをボウルまたは保存容器に入れて粗熱を取る。
4. 粗熱が取れたら、3に1、納豆、白ごま、塩昆布、ごま油を入れて混ぜ合わせる。

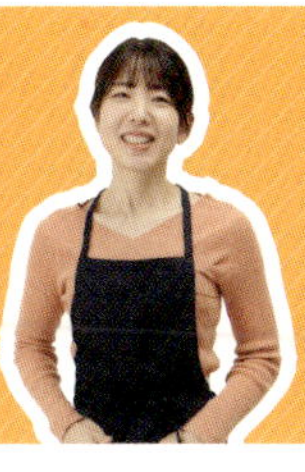

POINT

作ったその日から食べられて、冷蔵庫で1週間を目安に保存可能。お好みで、キムチ、めかぶ、卵黄をプラスしてビビンバにすれば食べ応えのある一品に。

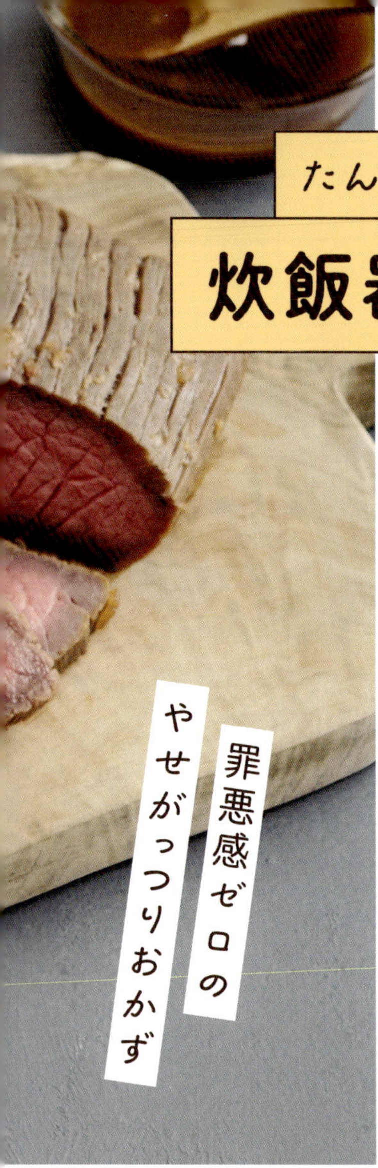

たんぱく質がしっかりとれちゃう！

炊飯器ローストビーフ

材料（2人分）

牛もも肉かたまり……250～300g
塩、こしょう……少々
すりおろしにんにく……5g

A
みりん……25ml
酒……20ml
はちみつ……5g
オイスターソース……10g
しょうゆ麹……20g

作り方

1. 牛もも肉のかたまりに、味がしみ込みやすくなるように複数個所フォークを刺し、塩、こしょう、すりおろしにんにくをなじませる。
2. 耐熱袋にAと1を入れたらよくもみ込み、冷蔵庫で1.5時間～半日ほどおいて、味をしみ込ませる。
3. 2の耐熱袋から牛もも肉のかたまりを、なるべくたれを落とすように取り出す。耐熱袋に残ったたれはレンジ（600W）で2分ほど加熱して温めておく。
4. 3の牛もも肉のかたまりを熱したフライパンに入れ、表面（四方全面）だけ、中火でこんがりと焼き色をつける。
5. 耐熱袋に3で温めたたれと、4で表面を焼いた牛もも肉のかたまりを戻し、なるべく密閉するように封をして、炊飯器に入れる。
6. 炊飯器に50度前後のお湯を注ぎ、1.5～2時間ほど保温する。

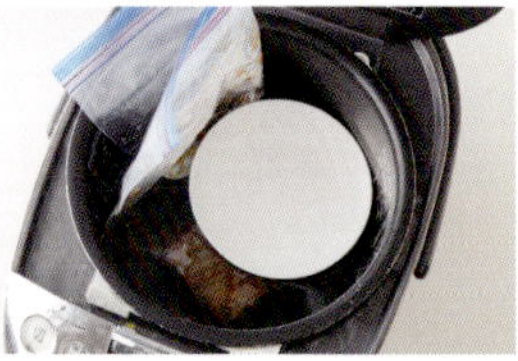

炊飯器にお湯を入れたときに、肉の入った耐熱袋が浮いてしまうと、加熱がうまくできなくなってしまうことに。そんなときには、お皿などをのせておさえておいてね！

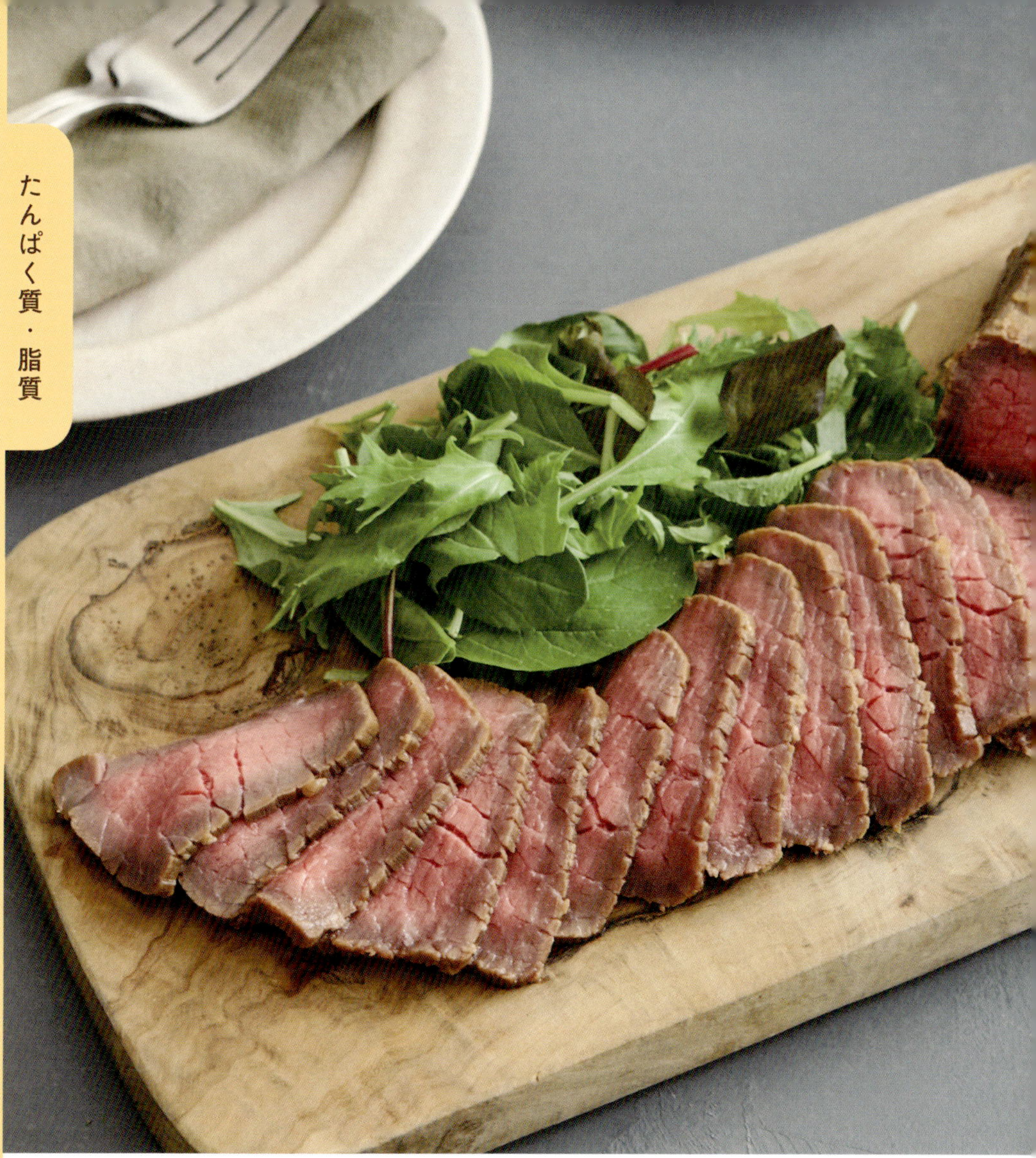

POINT

牛もも肉をたれに漬け込み、炊飯器に入れるだけの超簡単調理。
タレは砂糖でも作れますが、ぜひはちみつで作ってみて。甘味が
美味しいので、たれまで余すことなく使ってね。

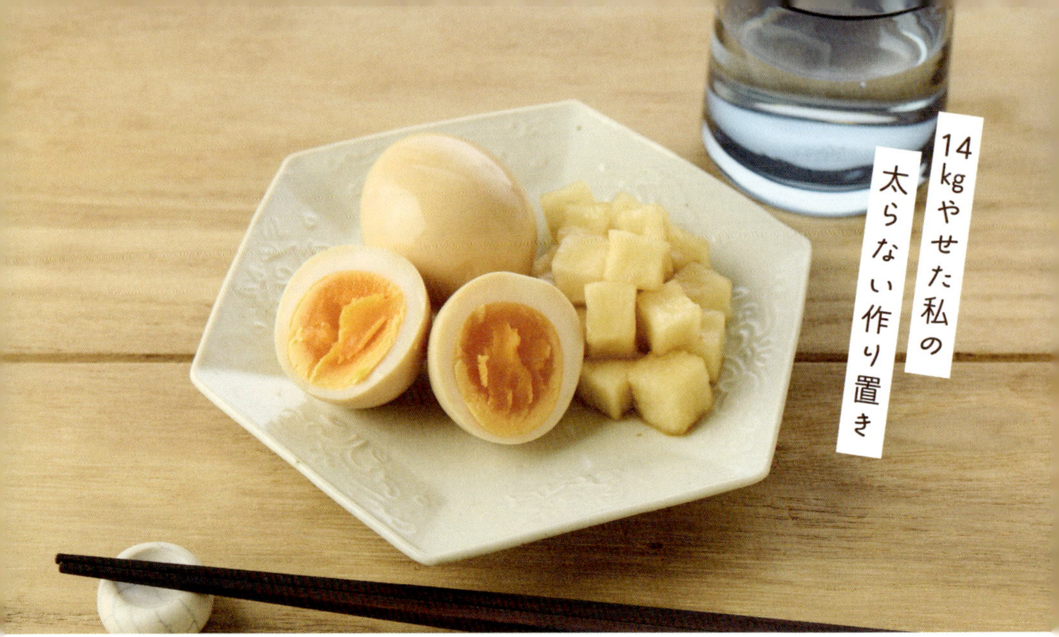

一緒に漬け込むだけでめちゃうま

煮卵&ぽりぽり大根

材料（2人分・作り置き分を含む）

卵……7個
大根……1/3本
めんつゆ（3倍濃縮）……125ml
水……300ml
にんにくのオイル漬け……小さじ2〜大さじ1

作り方

1. 卵は好きな硬さのゆで卵にする。
2. 大根は1.5cm角に切っておく。
3. 食品保存袋に、めんつゆ、水、にんにくのオイル漬けを入れ、ゆで卵と大根も加えて、冷蔵庫で半日ほど漬け込む。

POINT

大根から水分が出るので、漬け込むときの袋はやや大きめのものを。また、大根のほうが、味がしみ込みやすくしょっぱくなりやすいので、卵より先に取り出しておくのがおすすめ。

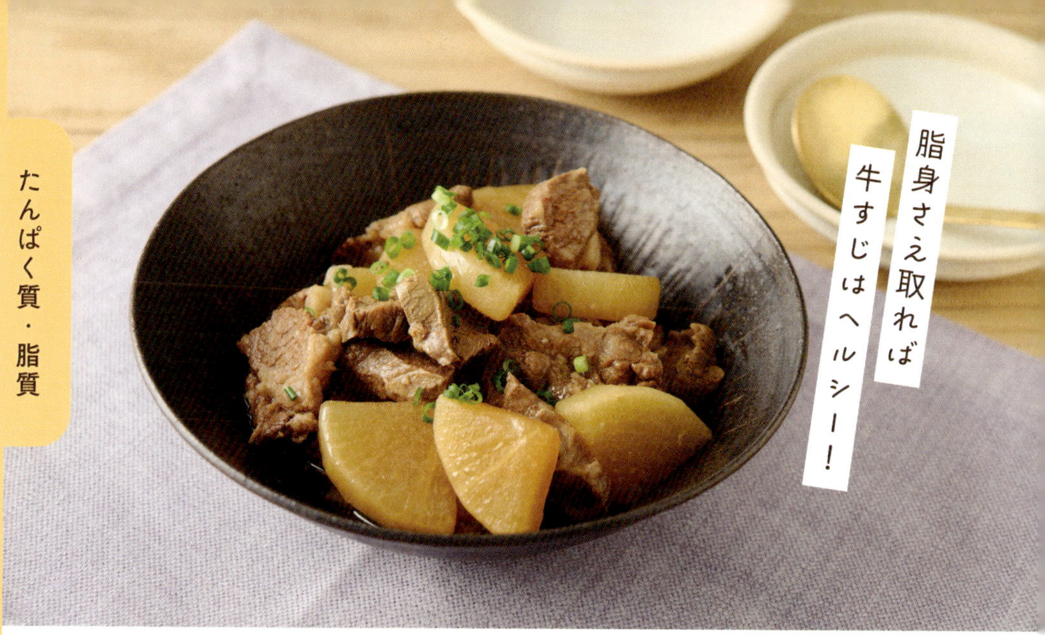

牛すじほろほろ、大根しみしみ～

炊飯器牛すじ煮込み

材料（2～3人分）

牛すじ……300g
水……500ml
大根……1/3本
めんつゆ（3倍濃縮）
…………大さじ4（**しょうゆ麹**大さじ3強＋みりん大さじ2で代用可）
酒……大さじ2
小ねぎ……適量

作り方

1. 牛すじは食べやすい大きさに切り、フライパンや鍋などにたっぷりお湯を沸かし、3～5分ほどゆでる。出てきたアクを取り、ゆで終わったら牛すじを流水で洗う。
2. 炊飯器に牛すじと水500mlを入れて通常炊飯1回。
3. 炊き上がる間に、大根は2cm幅のいちょう切りにする。小ねぎは小口切りにする。
4. 2が炊き上がったら、大根、めんつゆ、酒を加えて、2回目の通常炊飯。
5. 炊き上がったらお皿に盛り、仕上げに小ねぎを散らす。

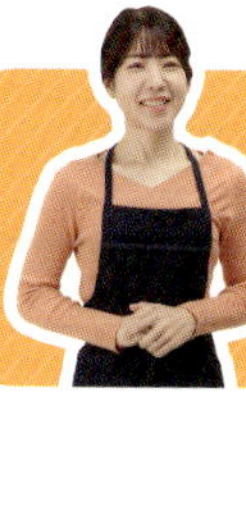

POINT

牛すじは、下ゆでするとと余分な脂が落ちて、臭みなども軽減するので、面倒だけどやってね。
炊き上がってから3時間～半日ほど保温すると、大根に味がしみ込んで美味しくなります。

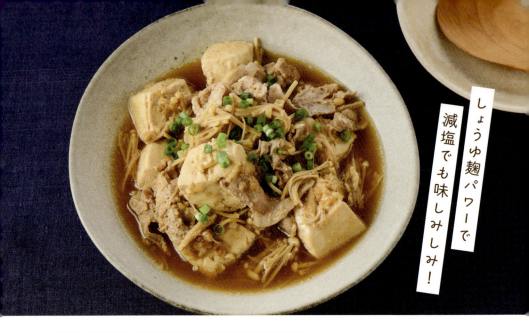

切って入れるだけの最強時短レシピ

炊飯器肉豆腐

材料（2人分）

木綿豆腐……300g
豚こま切れ肉……200g
えのき……1株（100g）
小ねぎ……適量
水……200ml

A
しょうゆ麹……大さじ2
（しょうゆ大さじ1.5で代用可）
めんつゆ（3倍濃縮）……大さじ2
みりん……大さじ3

作り方

1. 木綿豆腐、豚こま肉、えのきは食べやすい大きさに切る。小ねぎは小口切りにする。
2. 1とAをすべて炊飯器に入れ、水200mlを加えて通常炊飯1回。
3. お皿に盛り、仕上げに小ねぎを散らす。

POINT

炊飯器に材料と調味料をすべて入れて、スイッチを入れるだけ。豆腐にも豚肉にもしっかりと味がついて、ごはんがすすむ味！　ダイエット中は食べすぎに注意してね。

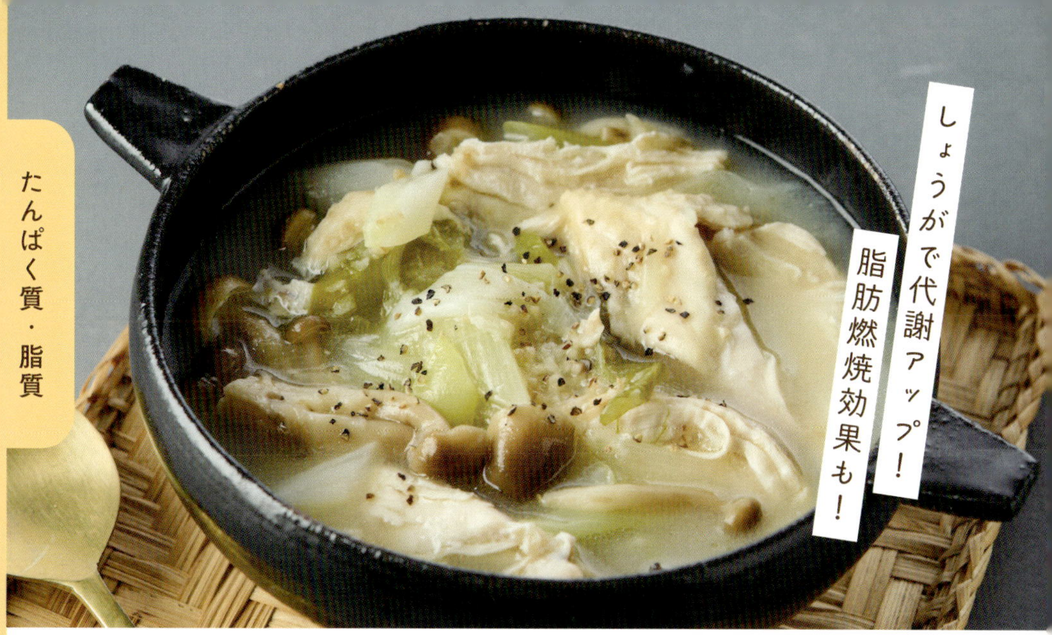

炊飯器に入れたらほったらかしでOK

炊飯器参鶏湯

材料（2人分）

鶏むね肉（鶏もも肉でも可）……300g
長ねぎ……100g
しめじ……1/2パック（50g）
にんにく……1かけ
しょうが……1かけ
白米……大さじ1（オートミールで代用可）
水……600ml
粗びき黒こしょう……お好みで

A
中華麹（鶏がらスープの素で代用可）……大さじ1
塩……適量
こしょう……適量
酒……大さじ2

作り方

1. 長ねぎは1.5cm幅の斜め切りにする。しめじは石づきを取り、小房にほぐす。にんにくはみじん切り、しょうがは薄切りにする。
2. 炊飯器に、研いだ白米→1→鶏むね肉→A→水600mlの順で入れ、通常炊飯1回。
3. 器に盛り、お好みで粗びき黒こしょうをふる。

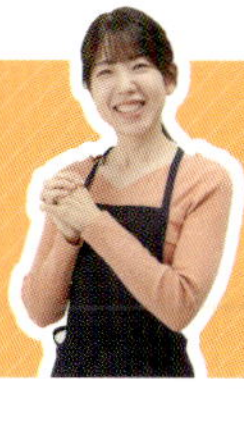

POINT

長ねぎ、しめじのほか、にんじんなどもあれば入れるとヘルシーで食べ応えがあって◎！
鶏むね肉は切らずに入れてもほろほろになるので、しゃもじなどでほぐして取り分けてね。

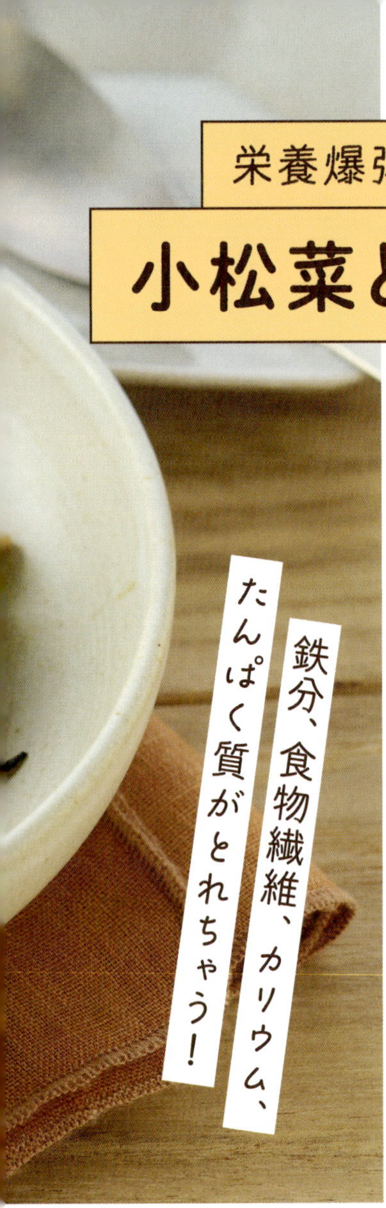

栄養爆弾！　子どもも大喜びの味！

小松菜とひじきそぼろ煮

鉄分、食物繊維、カリウム、
たんぱく質がとれちゃう！

材料（2人分）

芽ひじき……13g
にんじん……1/2本（75g）
小松菜……１袋（200g）
鶏ひき肉……250g
水……200ml
顆粒だし……小さじ１
めんつゆ（3倍濃縮）……大さじ３

作り方

1. 芽ひじきはたっぷりの水に20分ほど入れて、戻しておく。にんじんは皮のまま千切り（スライサー推奨）に、小松菜は根の泥をよく洗って４～５cm幅に切る。
2. 熱したフライパンでひき肉を中火で炒め、火が通ってきたら、芽ひじき、にんじん、小松菜の茎のほうだけ入れて炒める。
3. 野菜がしんなりしてきたら水200ml、顆粒だし、めんつゆを入れて７～８分煮る。煮汁が少し残る程度になったら小松菜の葉の部分を入れ、さっと炒める。

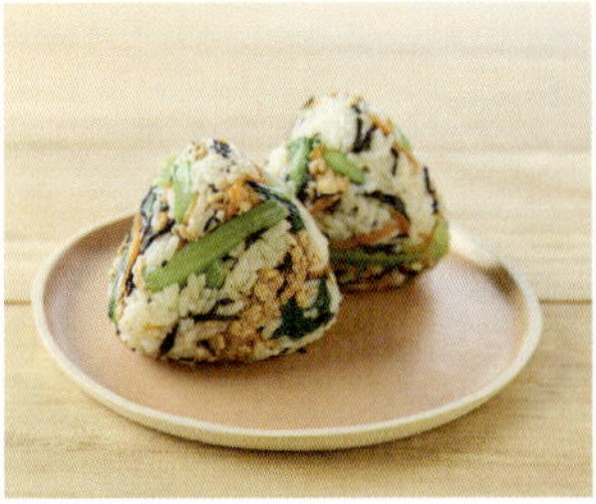

ごはんと混ぜておにぎりにして食べるのもおすすめ。お子さんも大喜びで食べますよ！　具だくさんのおにぎりなのでお弁当にも最適。

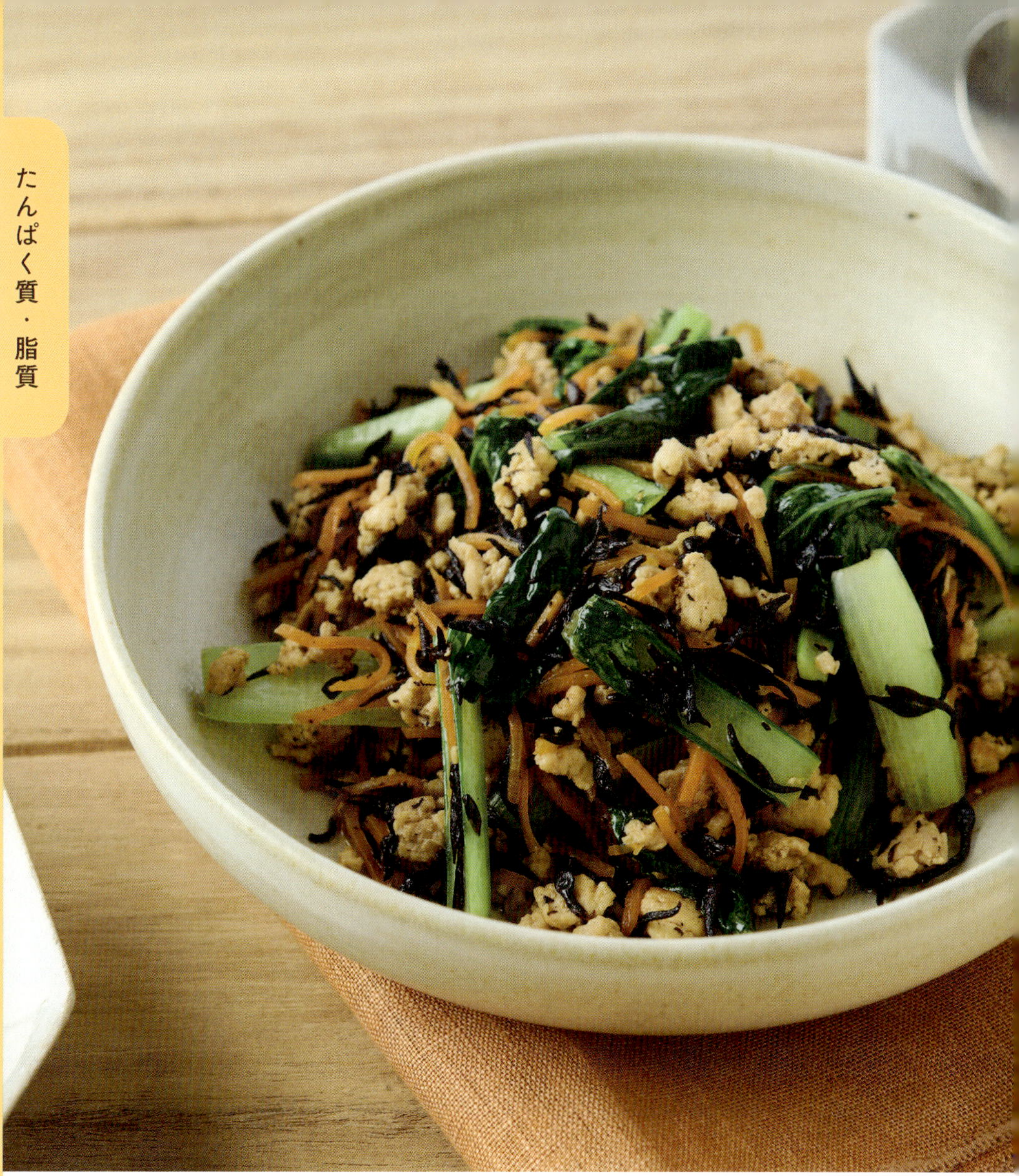

POINT

ごはんのうえにのせて卵黄を落とし、小ねぎを散らして、食べるとすごく美味しい！　ごはんに合う少し濃いめの味つけなので、単体で食べるときは、めんつゆを大さじ2.5くらいに減らしてね。

良質な脂質がとれる！ 即席3品

さば缶レシピ

あら汁

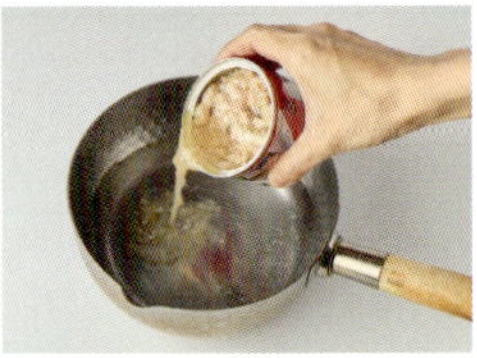

鍋にさば水煮を入れるときには、汁ごと全部入れて！ ダイエットにも健康にもいいさばの栄養成分をすべて食べることができます。

材料（2人分）

さば缶（水煮）……1缶（200g）
水……300ml
顆粒だし……小さじ2
みそ……大さじ2
あおさのり……お好みで

作り方

鍋に水300mlを入れて沸かし、沸騰したら、さば水煮、顆粒だしを入れて火を止め、みそとあおさのりを入れる。

マリネ

材料（2人分）

さば缶（水煮）……1缶（200g）
玉ねぎ……1/2個（100g）
オリーブオイル……大さじ1
酢……大さじ1
塩麹……小さじ1
甘酒……小さじ1
かいわれ大根……お好みで

作り方

1. 玉ねぎはみじん切りにする。
2. ボウルに1を入れ、オリーブオイル、酢、塩麹、甘酒を加えて混ぜ合わせる。
3. さば缶は、汁を切り、水煮をお皿に盛り、2をかける。お好みでかいわれをのせる。

なめろう

材料（2人分）

さば缶（みそ煮）……1缶（200g）
長いも……100g
ごま油……大さじ1
白ごま……小さじ1
大葉……適量

作り方

1. 長いもはポリ袋に入れて、めん棒などで叩いて小さくする。
2. ボウルに、汁を切ったさばみそ煮、1の叩いた長いも、ごま油、白ごまを入れて、混ぜ合わせる。
3. お皿に盛り、刻んだ大葉をのせる。

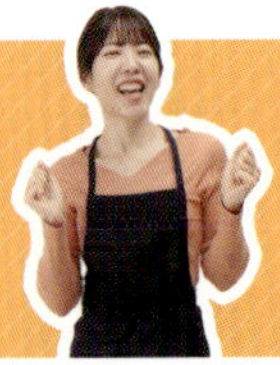

POINT

「マリネ」と「なめろう」は冷蔵庫で2〜3日保存可能。多めに作って冷蔵庫に入れておくと、もう一品副菜が欲しいときに重宝します。「なめろう」はお好みで卵黄を入れても◎。

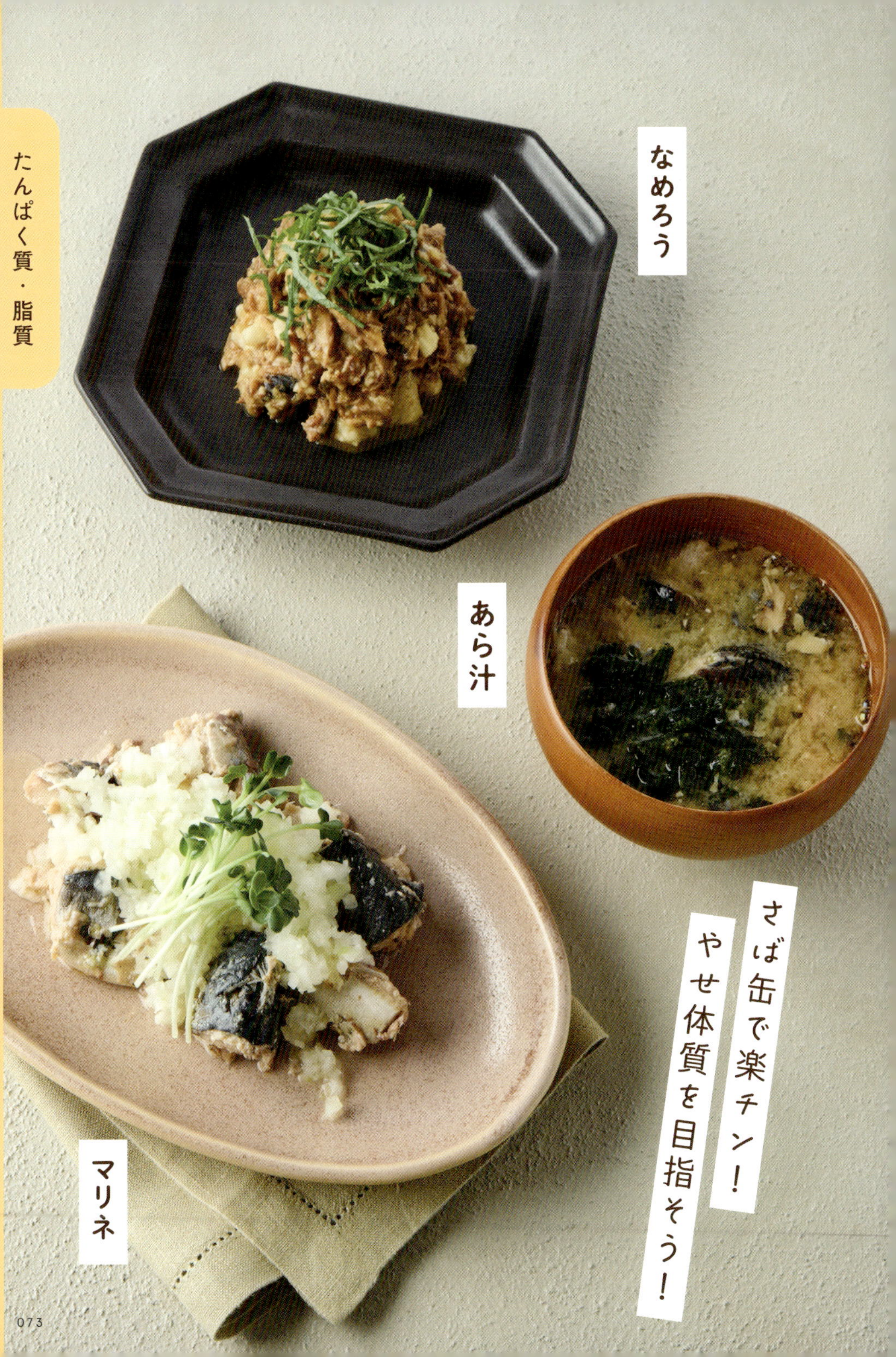

さば缶で楽チン！やせ体質を目指そう！

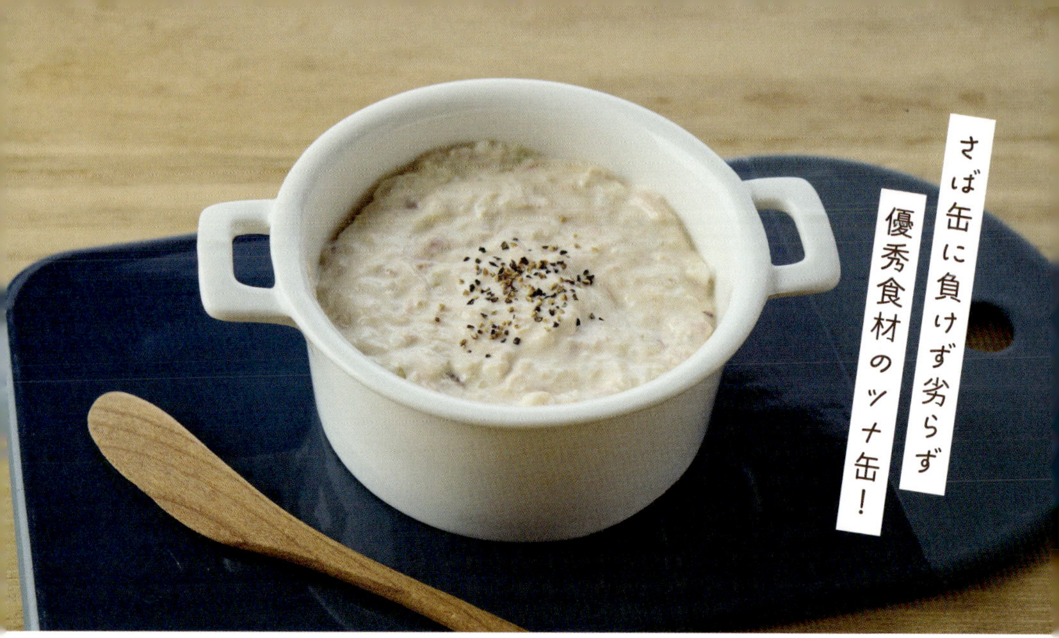

さば缶に負けず劣らず
優秀食材のツナ缶!

バケットや野菜と一緒に

ツナ缶のリエット

材料（2人分）

ツナ水煮缶……1缶（70g）

A
- **塩麹ヨーグルト**……50g
- 玉ねぎ（みじん切り）……20g
- レモン汁……小さじ1
- **にんにくのオイル漬け**……小さじ2

作り方

1. ツナは汁気を切ってボウルに入れ、軽くほぐす。
2. 1にAをすべて入れて、ふわふわの状態になるまでよく混ぜる。器に入れ、お好みで粗びき黒こしょうをふる。

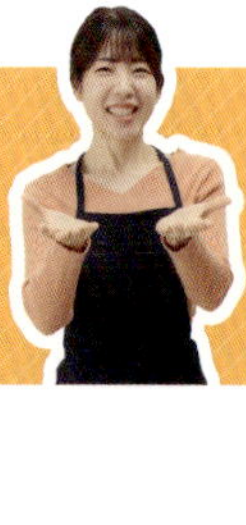

POINT

ツナ缶をさば缶（水煮）に代えても美味しくできます。ボウルで混ぜていて、なかなかふわふわにならないときには、大さじ1/2ほどマヨネーズを加えると混ざりやすくなります。

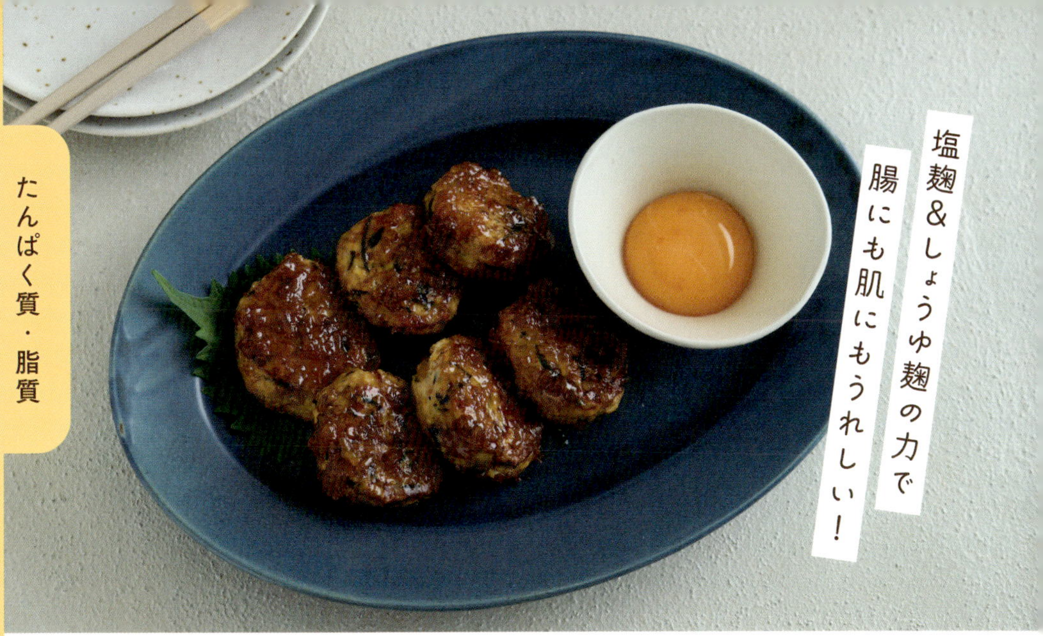
塩麹&しょうゆ麹の力で
腸にも肌にもうれしい!

作り置きして、お弁当のおかずにも!

美腸つくね

材料(3〜4人分 ※つくね10〜12個分)

鶏ひき肉(鶏もも肉、鶏むね肉のどちらでも可)……250g
塩麹……大さじ1(塩ひとつまみで代用可)
こしょう……少々
木綿豆腐……150g
卵……1個
玉ねぎ……100g
にんじん……50g
芽ひじき(戻した状態で)…… 50g
卵黄……1人あたり卵1個分
大葉……適量

A
しょうゆ麹……大さじ2.5(しょうゆ大さじ2で代用可)
みりん……大さじ4
酒……大さじ1
酢……大さじ1

作り方

1. 玉ねぎとにんじんはみじん切り、ひじきは戻しておく。
2. ボウルに、鶏ひき肉、塩麹、こしょうを入れ、しっかりと練る。さらに、木綿豆腐、卵を加えて混ぜ合わせる。最後に1を加えてよく混ぜ、好きな大きさに丸める。
3. フライパンを熱し、丸めたつくねをくっつかないように並べて、中火で3〜4分焼く。ひっくり返して1分ほど焼いたら水を大さじ1入れて、フライパンにふたをして2分蒸し焼きにする。
4. ボウルにAをすべて入れて混ぜておく。
5. フライパンのふたを開け、Aを入れて煮立たせ、たれが半分くらいの量になるまで煮からめる。
6. お皿に盛り、お好みで卵黄をつけて食べる。

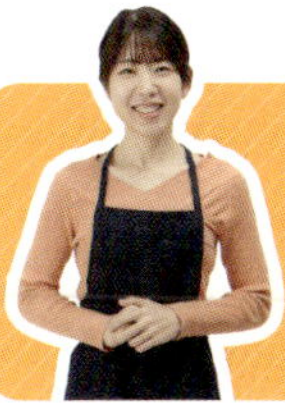

POINT

塩麹パワーで、鶏むね肉のひき肉を使っても、ふっくらジューシーなつくねに仕上がります。Aのたれを使わずに、おろしポン酢、薬味麹、プルコギ麹などをかけて食べるのもおすすめ。

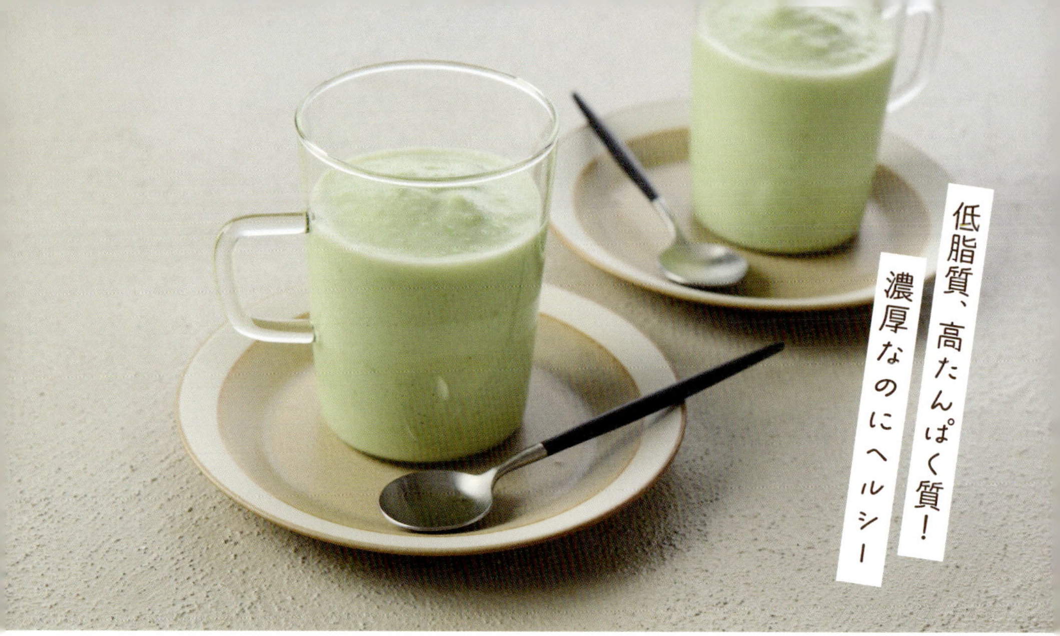

低脂質、高たんぱく質！
濃厚なのにヘルシー

「食べるスープ」で優秀なたんぱく源！

枝豆の冷製スープ

材料（２人分）

枝豆……正味200g
玉ねぎ……1/2個（100g）
バター……10g
水……200ml
玉ねぎ麹……小さじ２～大さじ１（**塩麹**or固形スープの素１個でも代用可）
無調整豆乳……200ml
塩……適量
こしょう……適量

作り方

1. 枝豆は塩ゆでして、さやから豆を取りだしておく。玉ねぎは薄切りにする。
2. 鍋を火にかけてバターを溶かし、玉ねぎをじっくりと炒める。
3. 玉ねぎがしんなりしてきたら水200mlを入れて煮たたせ、さらに枝豆、玉ねぎ麹を加えて、ミキサーかブレンダーにかける。好みの濃度になるように、適宜無調整豆乳を追加して調整する。
4. 塩、こしょうで味を整え、冷蔵庫で冷やす。

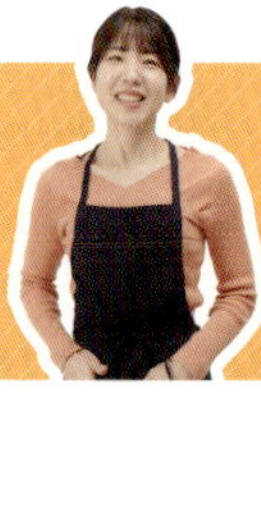

POINT

枝豆は「冷凍むき枝豆」があると超便利。凍ったままお鍋に投入できます！　どろっとした感じの食べるスープにすると、プレート法のたんぱく質・脂質＝１のメインにカウントできます。

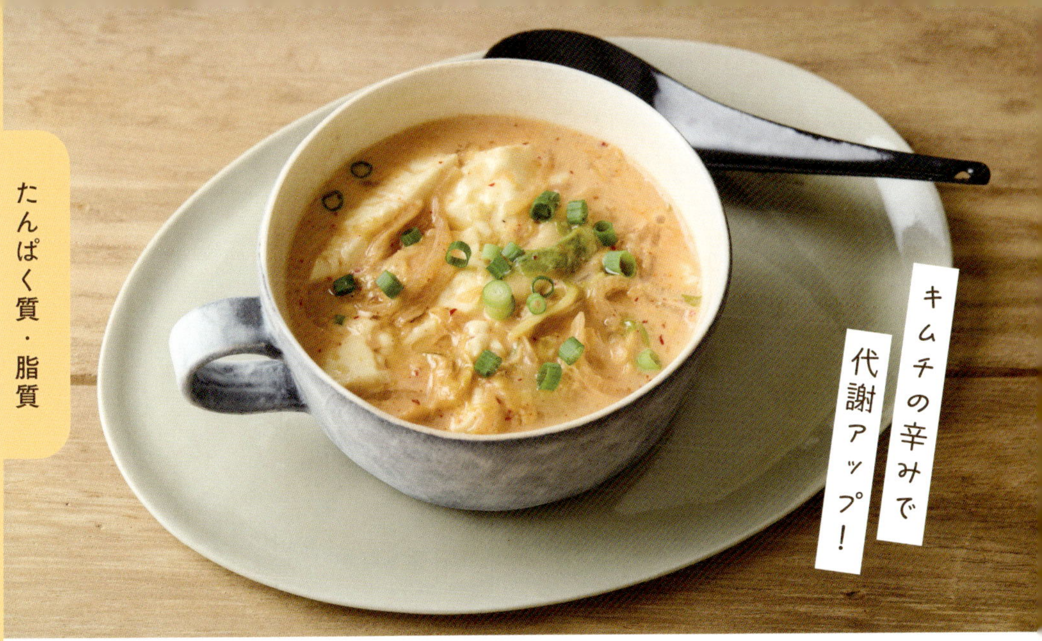

豆腐が溶けてとろうま～

キムチ&とろとろ豆腐スープ

材料（2～3人分）

絹ごし豆腐……150g
無調整豆乳……200ml
キムチ……お好きなだけ
中華麹……小さじ1
（鶏がらスープの素で代用可）
重曹……小さじ1/3
小ねぎ……適量
すりごま……適量
ごま油……適量

作り方

1. 耐熱容器に、絹ごし豆腐、無調整豆乳、キムチ、中華麹を入れ、レンジ（600W）で3分ほど加熱する。
2. 小ねぎは小口切りにする。
3. レンジから1を取り出し、豆腐を軽く崩すように混ぜ、重曹を加えて軽く混ぜる。
4. 再び3をレンジ（600W）で1分ほど加熱する。
5. 器に盛り、小ねぎ、すりごまを散らし、ごま油をたらす。

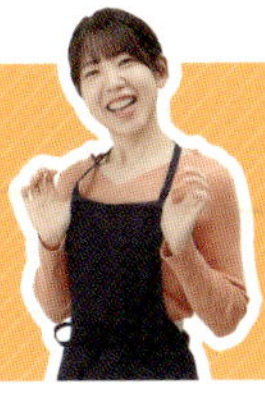

POINT

一度レンジで加熱したあとに豆腐を軽く崩して重曹を入れ、最後に再びレンジで加熱することで、豆腐がとろっとして食べやすいスープに仕上がります。

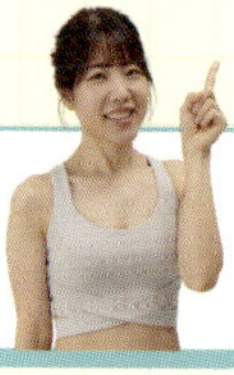

教えて！ まるさん Q&A

Q プレートって、どんなものを選べばいいの？

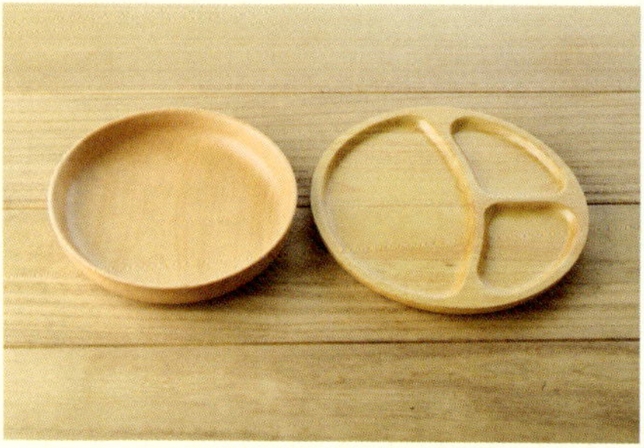

インターネットで「ランチプレート」「仕切り皿」などと検索すると、いろいろなプレートが出てきます。購入するときには、必ずサイズを確認してね！

A 私がよく使っているのは 直径24cmです！

表紙の写真やP11で実際に料理を「1：1：2」で盛り付けている木目調のプレートは、私が実際によく使っているもので、直径24cmになります。必ずしも仕切りがある必要はありませんが、大きさは25cm前後がおすすめです。

Q プレートがないときは？

A 大皿を使えば 大丈夫！

丸い大きなお皿があれば、プレート法を実践できます。大事なのは、1：1：2のバランスで盛り付けること。
いかにもダイエット中に見える質素な食事は長続きせず、リバウンドの要因にも！ ワンプレートで組み合わせを楽しみながら食べてね。

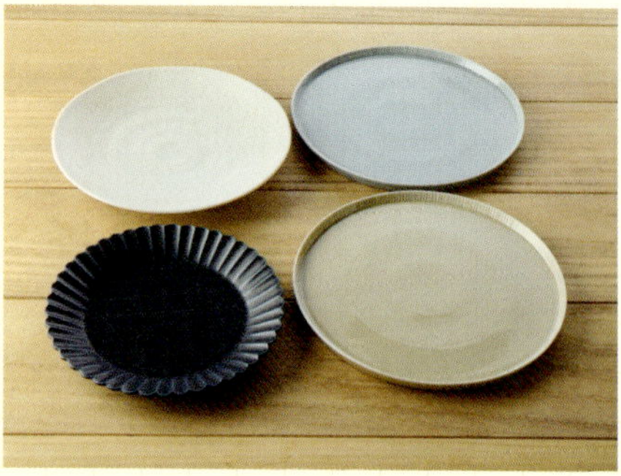

我が家では仕切りのあるプレートのほかに、メニューに合わせて、いろいろな大皿で黄金比レシピを楽しんでいます。

PART

3

マジやせ黄金比レシピ

「野菜・副菜編」

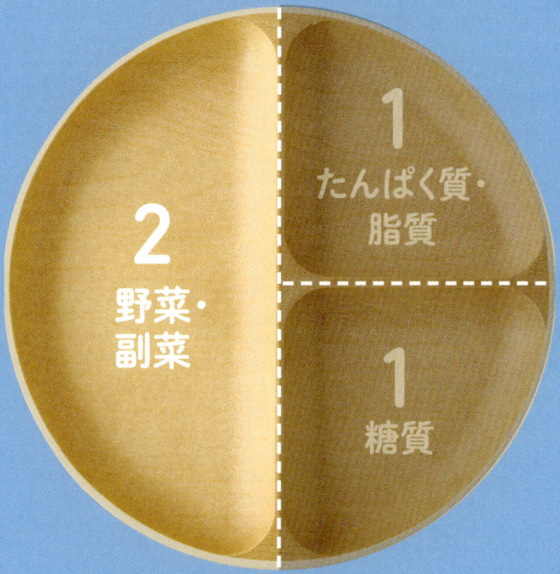

マジやせ黄金比のなかで、
一番たくさんとりたい
「野菜・副菜」についてのレシピを紹介します。
温め直してすぐに食べることができ、
お弁当にも便利な作り置きのメニューも登場!

野菜や副菜は「盛りだくさん」に！

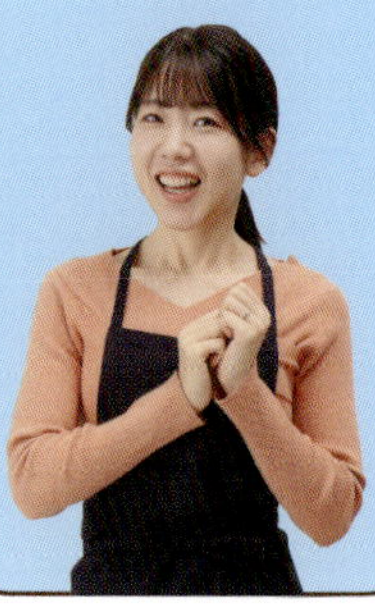

PART3では、黄金比「1：1：2」のなかの「野菜・副菜＝2」の部分にあたるレシピを紹介します。

野菜・副菜でとりたい主な栄養素は、ビタミンと食物繊維です。ビタミンは、体の調子を整えるのに欠かせないもの。糖質、脂質、たんぱく質の3大栄養素の代謝にも関わっていて、不足すると代謝が下がってやせにくくなってしまいます。

食物繊維をとると腸の働きが活発になって便秘を予防。老廃物が排出されて腸内環境も整います。余分な糖質や脂質を体外に排出してくれる働きもあります。さらに、食物繊維を多く含む食材はよくかまないと飲み込めないため、かむ回数が自然と増えます。

すると、満腹感が得られて食べすぎ防止にも！　野菜・副菜は、いっぱい盛りましょう。
ただし、野菜でも、かぼちゃ、れんこん、さつまいも、じゃがいもなどの根菜類は、糖質が多めなのでとりすぎに注意。また、**ヘルシーな野菜も、ドレッシングなどをたっぷりかけていると一気に脂質が増えてしまうことに。**私はいつも、塩麹、しょうゆ麹、スパイス塩、バルサミコ酢などの酢、オリーブオイルやごま油などの良質なオイル、カロリーハーフマヨネーズなどで食べています。

野菜が苦手な人は、スープやおみそ汁に野菜を入れて食べるのでもOK。生で食べるよりもかさが減って量をたくさんとれます。野菜の代わりに、食物繊維が豊富なきのこ類、海藻類をたくさんとるのもおすすめです。

ちなみに、手軽で便利なカット野菜を盛り付けるのでも、もちろんかまいません。でも、それだけでは飽きちゃいますよね。今回は作り置きのできる副菜も紹介するので、プレートにいくつかの副菜を盛り付けるのもアリです！　楽しみながら食べてくださいね。

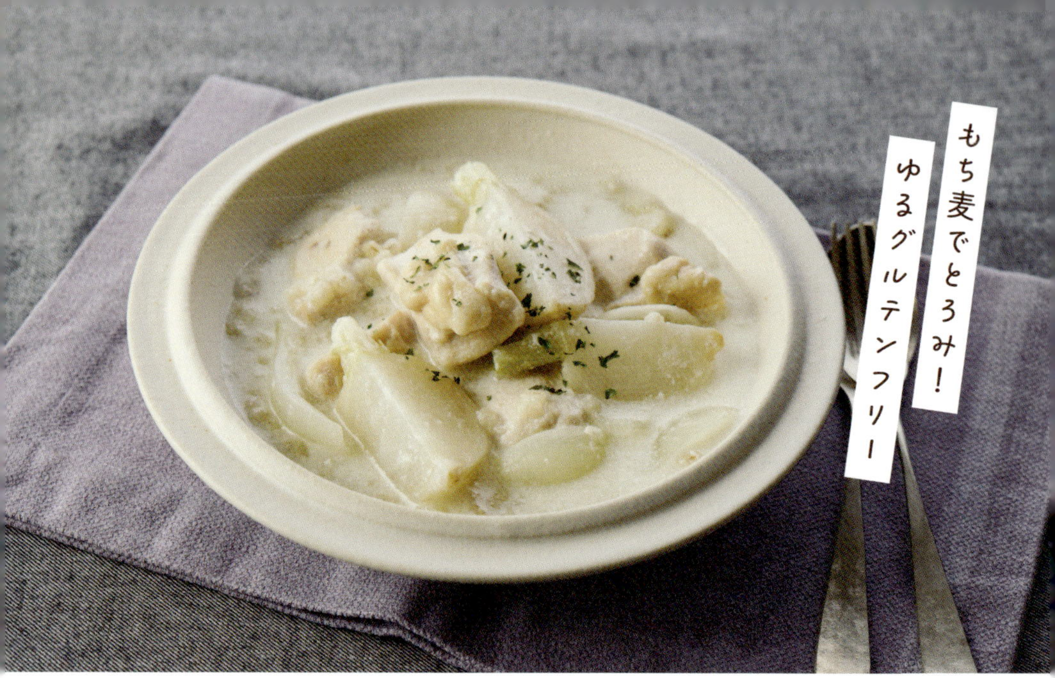

バター・生クリームは使わず超クリーミーな仕上がりに

塩麹シチュー

材料（２人分）

鶏もも肉……300g
塩麹……40g
玉ねぎ……200g
かぶ……400g
もち麦……60g
水……300ml
塩麹……大さじ２
牛乳……300ml
ドライパセリ……適量

作り方

1. ポリ袋に鶏もも肉と塩麹40gを入れてなじませ、冷蔵庫で休ませる（30分以上を目安に）。
2. ポリ袋から鶏もも肉を取り出して洗い、一口大に切る。
3. 玉ねぎとかぶはくし形切りにする。
4. ②、③，もち麦、水、塩麹大さじ２を炊飯器に入れて、通常炊飯１回。
5. 炊き上がったら炊飯器のなかに牛乳を加え、よく混ぜて30分ほど保温する。
6. 器に盛り、ドライパセリをふりかける。

POINT

どろっとしたシチューがお好きな方は、作り方⑤で、米粉（大さじ２）を入れて混ぜると、とろみが強くなって、食べ応えのある副菜のスープになります。

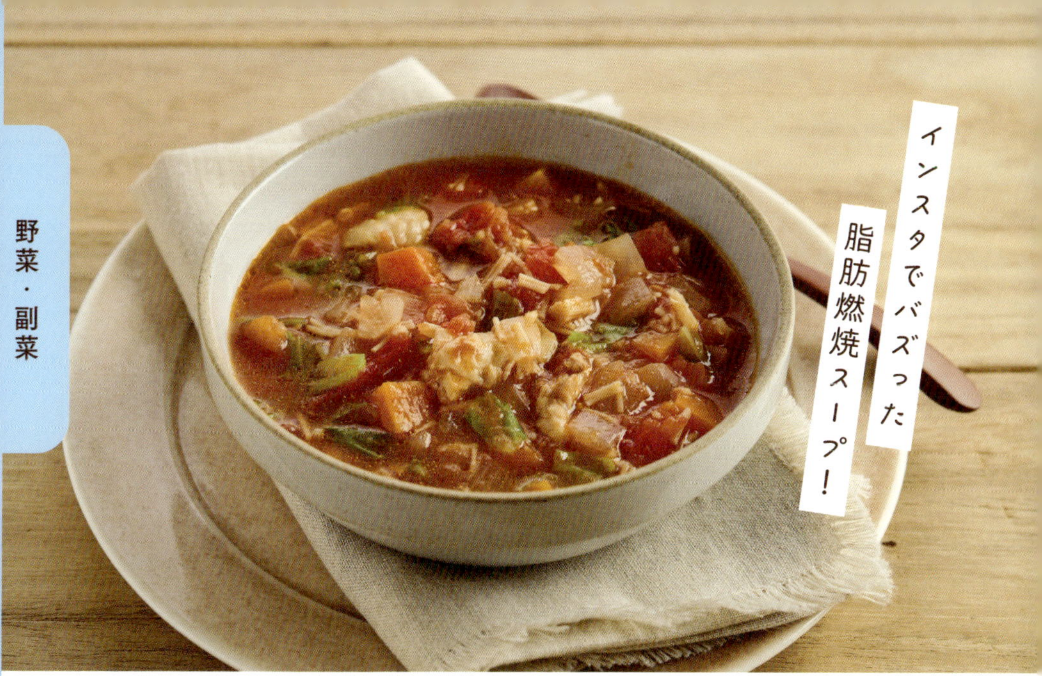

すべての材料を炊飯器に入れるだけ

炊飯器ミネストローネ

材料（3〜4人分）

カットトマト缶……1缶（400g）
玉ねぎ……1個（200g）
にんじん……1本（200g）
えのき……1株（100g）
キャベツ……1/8個（150g）
鶏もも肉……200g
玉ねぎ麹……大さじ1
にんにくのオイル漬け……小さじ2
塩、こしょう……適量

作り方

1. 玉ねぎ、にんじん、えのき、キャベツは1cm角に切り、鶏もも肉は2〜3cmに切る。
2. 塩、こしょう以外の材料をすべて炊飯器に入れ、トマト缶を加えた後、空いたトマト缶1缶分の水（分量外）を加えて、通常炊飯。炊き上がったらかき混ぜて、塩、こしょうをする。

POINT

材料はトマト缶を1缶すべて使い切れる分量で紹介しています。トマトや野菜からうまみが溶け出して、体にいい栄養素がしっかりととれます。

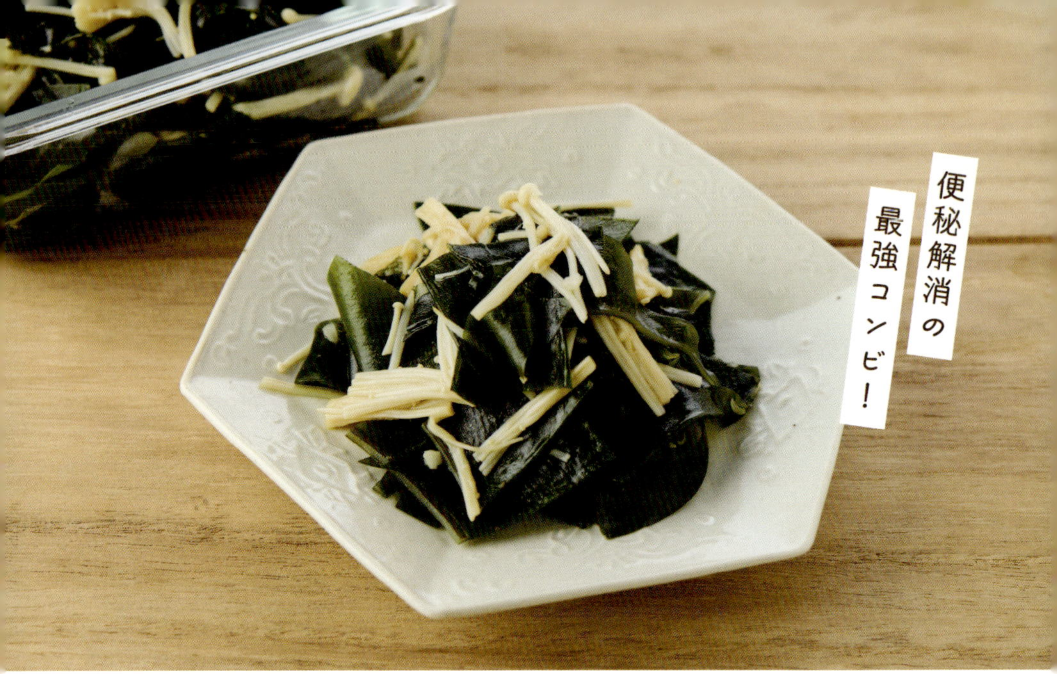

肉厚な生わかめで食べ応えあり

腸活きのこわかめ

材料（4～5人分）

生わかめ……300g
えのき（お好きなきのこでも可）
……１株（100g）
にんにくのオイル漬け……大さじ１
めんつゆ（３倍濃縮）……大さじ１

作り方

1. 生わかめは食べやすい大きさに切る。
2. えのきは５cm幅に切る。
3. にんにくのオイル漬けをオイル多めにすくいフライパンで熱し、えのきを炒め、わかめは軽く火を通す。めんつゆを入れて味を整える。

POINT

乾燥わかめを戻して使ってもOKですが、肉厚な生わかめがおすすめ。生わかめは300g、500g、1kgで売られていることが多いため、量の少ない300gで作り、作り置きにしても！

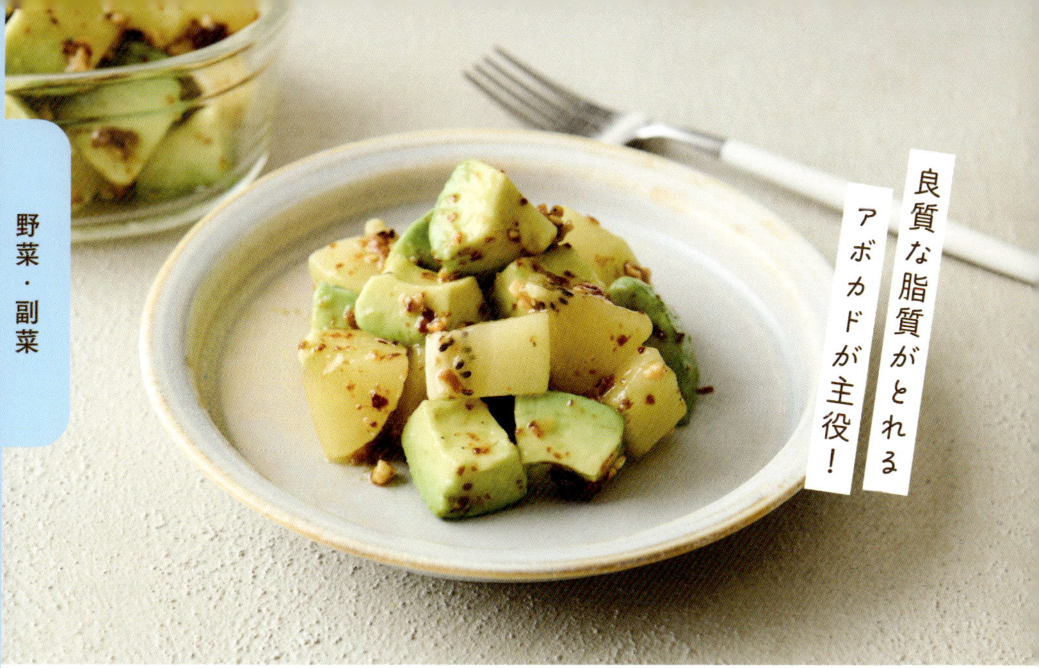

良質な脂質がとれる
アボカドが主役！

切って和えるだけ

アボカドのフルーツサラダ

材料（2人分）

アボカド……1個
ゴールデンキウイ……2個
サクサクしょうゆアーモンド（P22）……大さじ1（**しょうゆ麹**＋刻んだアーモンドで代用可）

作り方

1. アボカドとゴールデンキウイは食べやすい大きさに切る。
2. 1をサクサクしょうゆアーモンドで和える。

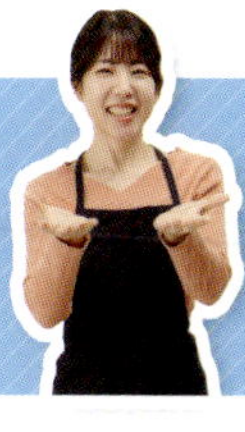

POINT

キウイはよく熟れているものを使うとアボカドとの相性が◎！　夏なら桃やメロン、秋なら柿など季節のフルーツでトロッとした食感のものを使うと美味しくできます。

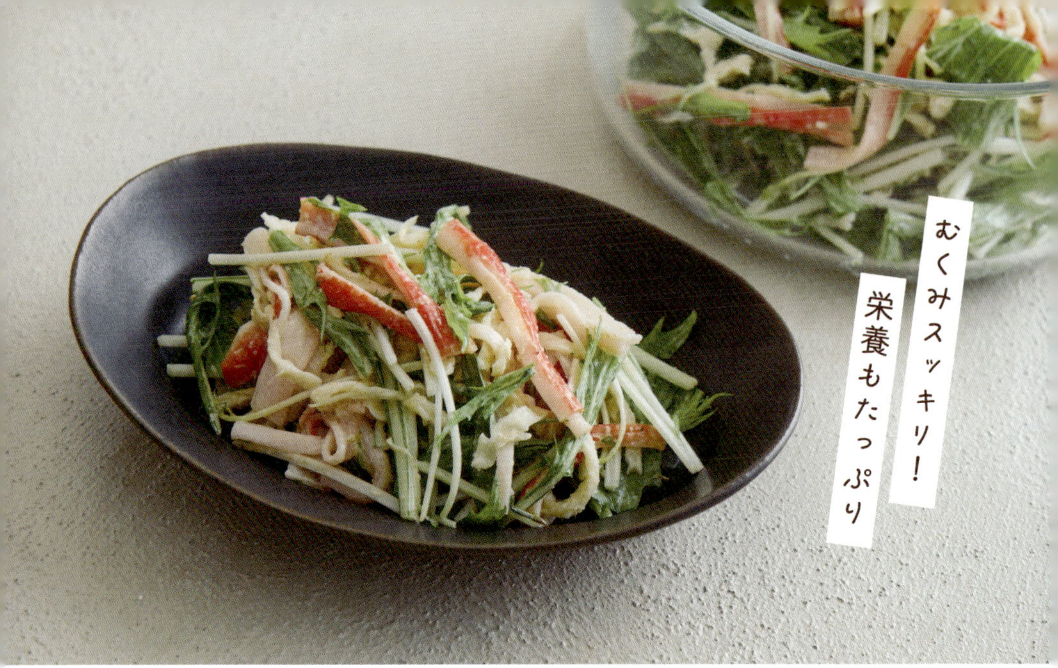

食べ応えのある副菜に

水菜とカニカマのサラダ

材料（2～3人分）

水菜……1袋
切り干し大根……30g
カニカマ……1パック（約70g）

A
カロリーハーフマヨ……大さじ3
（**塩麹ヨーグルト**でも代用可）
白だし……大さじ1/2
すりごま……大さじ2
切り干し大根の戻し汁……大さじ2

作り方

1. 水菜は根元を切り、5cm幅程度に切ったら数回しっかりめに流水で洗う。たっぷりかぶるくらいの水に5～10分つけてアク抜きをする。
2. 切り干し大根は流水で軽く洗ったあと、たっぷりの水で5分ほど戻して水気を切り、5cm幅程度に切っておく。この際、戻し汁は捨てずに取っておく。
3. Aをボウルに入れ、しっかりと混ぜ合わせる。そこに、水気を切った水菜、切り干し大根、カニカマをほぐして入れて混ぜ合わせる。

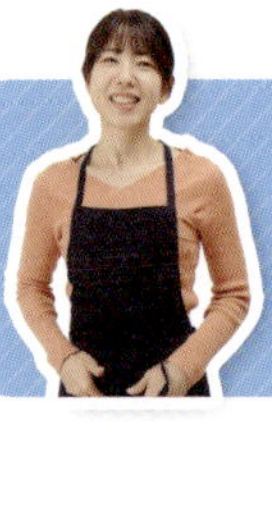

POINT

切り干し大根の戻し汁の甘みが全体の味をまとめます。水菜のアク抜きはちょっと面倒でも必ずやってね。このひと手間で、水菜の食感、味が全く変わります。

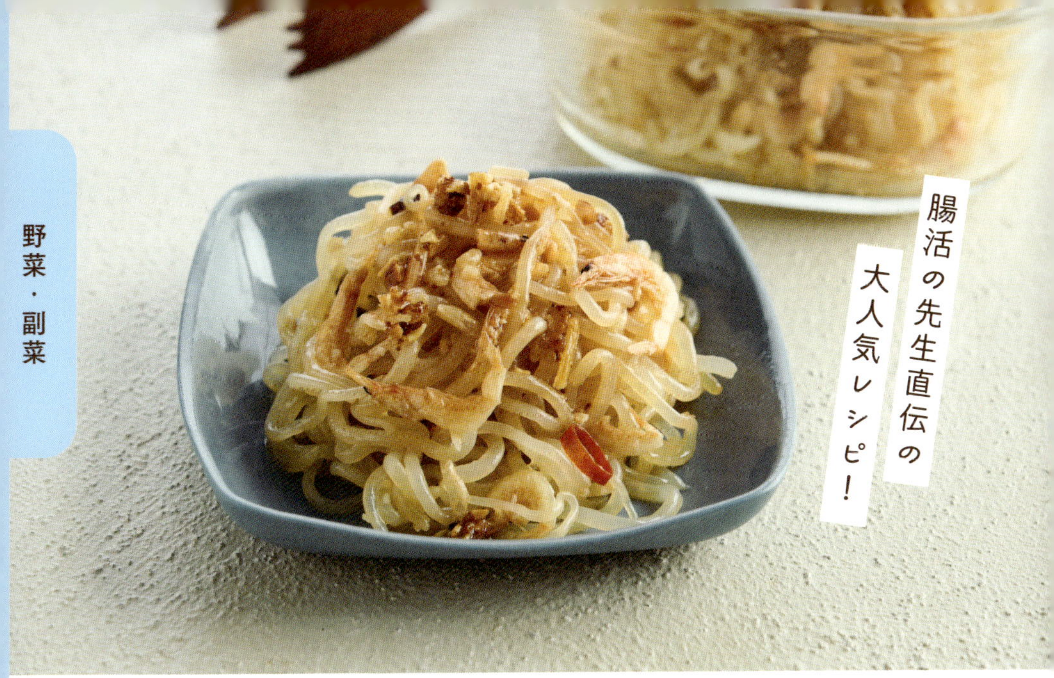

かかえて食べたいほどハマる!

しらたきペペロン

材料（2人分）

しらたき……1パック（200g）
サクサクしょうゆアーモンド（P22）……小さじ2
にんにくのオイル漬け……小さじ1
輪切り唐辛子……少々
オリーブオイル……小さじ2
薄口しょうゆ……小さじ1
乾燥桜えび……大さじ1

作り方

1. 沸騰した鍋にしらたきを入れてゆで、ざるで水気をしっかりと切る。乾燥桜えびは水に浸して戻しておく（戻し汁は3で使うかもしれないので取っておく）。
2. フライパンににんにくのオイル漬けを入れ低温で香りが出るように炒め、1のしらたきを入れる。
3. 1の水で戻した乾燥桜えび、輪切り唐辛子、薄口しょうゆを入れてさらに炒める。水気が少ないようであれば桜えびの戻し汁を入れる。
4. しらたきに色がついてきたら、火を止めて、サクサクしょうゆアーモンドを混ぜ合わせてお皿に盛る。

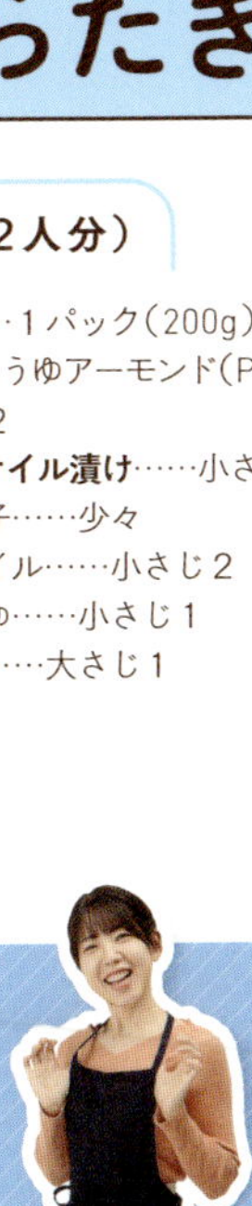

POINT

作り方2でフライパンでにんにくを炒めるときには、オリーブオイルの代わりに、サクサクしょうゆアーモンドのオイル小さじ1を入れても、美味しくできます！

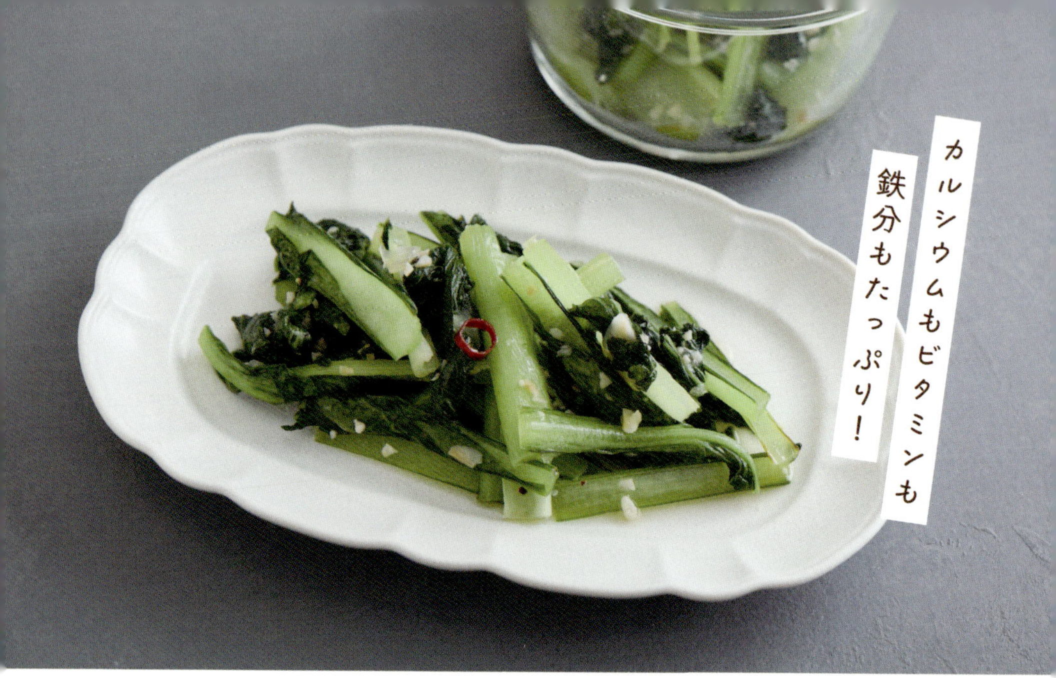

にんにくのオイル漬けで即席！

小松菜のにんにく炒め

材料（2人分）

小松菜……1袋（200g）
にんにくのオイル漬け……大さじ1
赤唐辛子の輪切り……お好みで
酒……大さじ1
塩麹……小さじ1
粗びき黒こしょう……たっぷりめ

作り方

1. 小松菜は洗って食べやすい大きさに切る。
2. フライパンに、にんにくのオイル漬けをオイル多めにすくって入れ、赤唐辛子の輪切りも一緒に低温で炒めて香りを出す。
3. 2に小松菜を入れて酒をふり、フライパンにふたをして蒸す。小松菜がしんなりとしてきたらふたを開け、塩麹と粗びき黒こしょうを入れ、軽く混ぜ合わせる。

POINT

小松菜の代わりに、ほうれん草、ブロッコリー、にんじんの細切りなどを使ってもOK。きのことも相性◎で美味しいですよ。

まる家の定番、3品一気に作れます！

ナムル3選

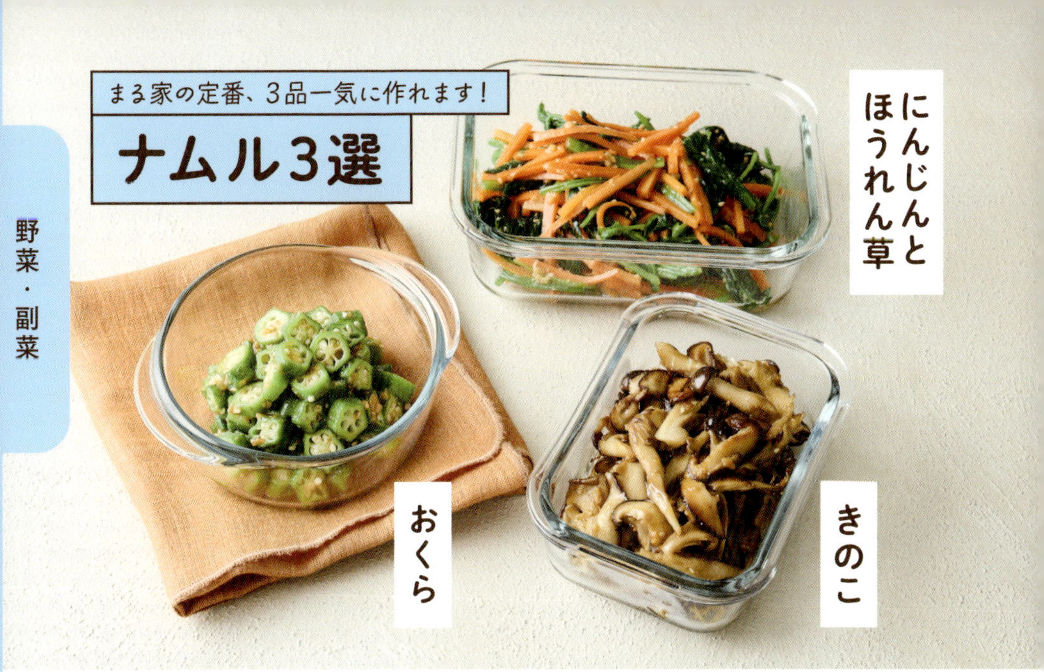

にんじんと
ほうれん草のナムル

材料（2～3人分）

にんじん……1/2本（75g）
ほうれん草……１束（200g）
たれ（★）……大さじ３

きのこのナムル

材料（2～3人分）

しめじ……１パック（100g）
舞茸……１パック（100g）
しいたけ……１パック（６枚）
ごま油……大さじ１
たれ（★）……大さじ３

おくらのナムル

材料（2～3人分）

おくら……８～10本
たれ（★）……大さじ２

3品の作り方

1. にんじんは細切りにしてゆで、ざるにあげておく。
2. ほうれん草はゆでて冷水につけて粗熱を取り、キッチンペーパーで水気を取って食べやすい長さに切ってボウルに入れる。そこに、しょうゆ（小さじ１程度）を入れて和え、出てきた水分をしぼって捨てておく。
3. しめじ、舞茸は手でほぐす。しいたけは石づきを取って薄く切る。温めてから薄くごま油を引いたフライパンに、きのこ類をまとめて入れ、しっかりと焼き色をつけてから炒める。
4. おくらはゆでて、３～５mmくらいの厚さに切る。
5. ナムルのたれ（★）を作り、にんじんとほうれん草、きのこ類、おくら、それぞれの分量のたれと合わせる。

（★）3品に共通・ナムルのタレ

材料（２～３人分）

みりん……大さじ３
しょうゆ麹……大さじ３
ごま油……大さじ３
ごま……小さじ１

作り方

ボウルに材料をすべて入れて、よく混ぜ合わせる。

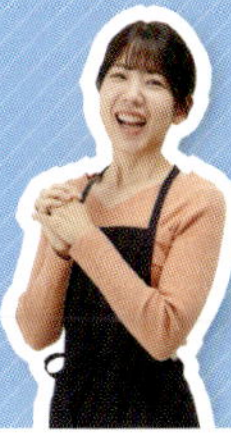

POINT

きのこ類を炒めるときに、最初はあまり触らないこと！パチパチ音がしてきたタイミングで裏返すと、しっかりと焼き色がついて香ばしく仕上がります。

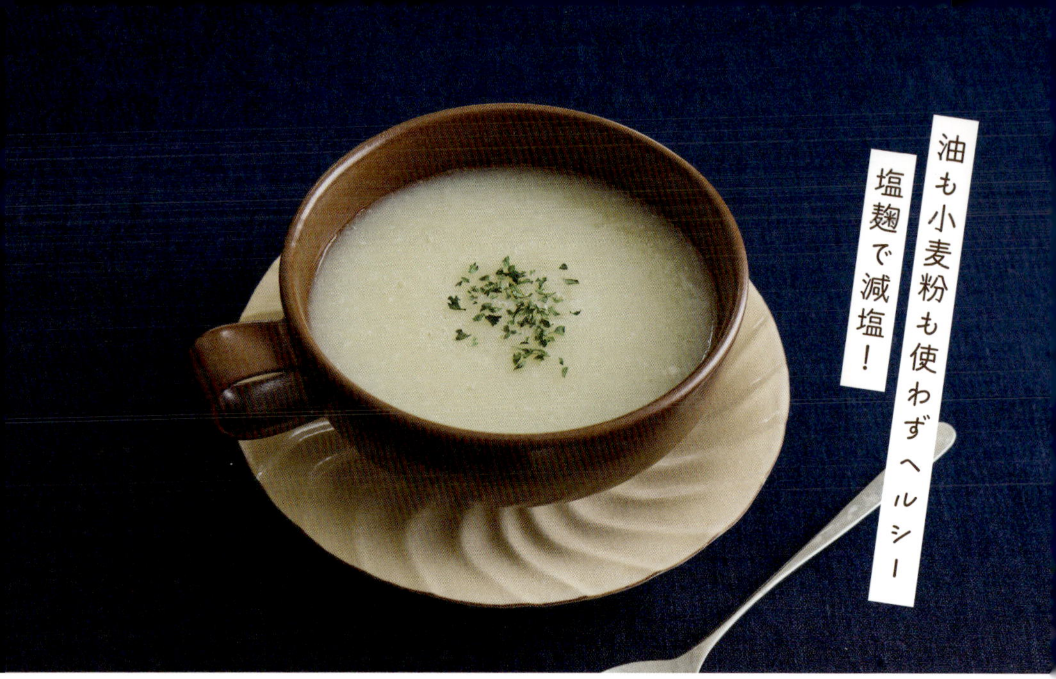

野菜の美味しさがそのまま味わえる！

玉ねぎポタージュ

材料（2～3人分）

玉ねぎ……300g
じゃがいも……300g
水……600ml
塩麹……大さじ2

作り方

1. 玉ねぎ、じゃがいもは薄切りにして鍋に入れ、水600mlを加えて中火で煮込む。
2. 玉ねぎとじゃがいもがやわらかくなったらブレンダーにかけ、塩麹を入れて味を整える。お好みでパセリをふる。

POINT

使う食材によっては、濃度が薄くサラサラとしたポタージュになることも！　そんなときは、牛乳または豆乳を少しずつ入れて様子を見ながら濃度を調整してくださいね。

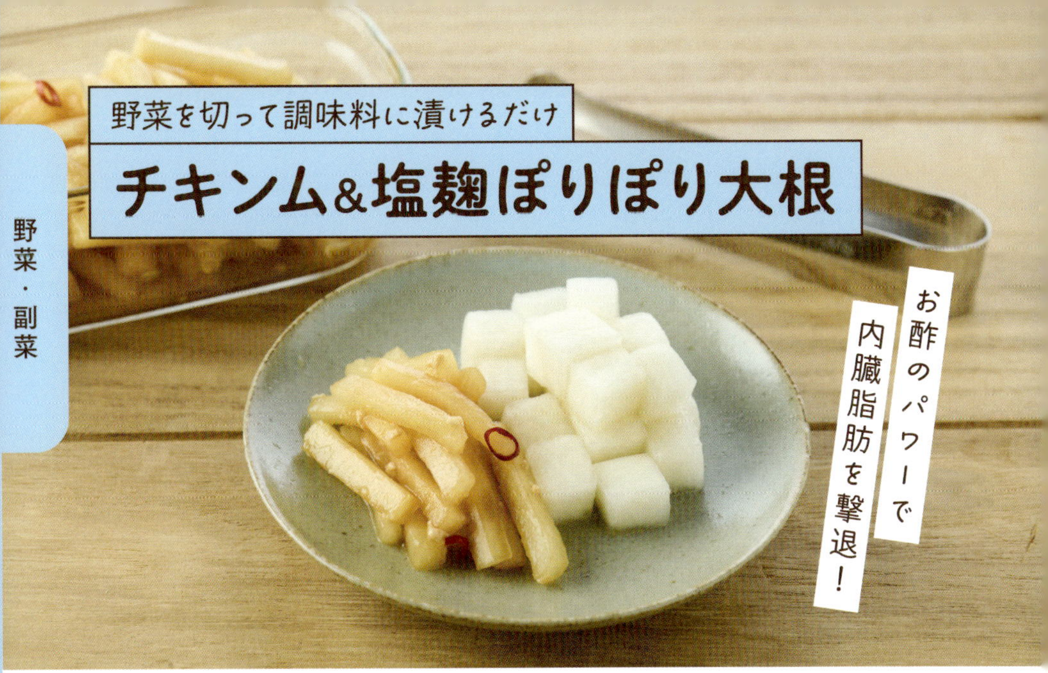

野菜を切って調味料に漬けるだけ

チキンム&塩麹ぽりぽり大根

お酢のパワーで内臓脂肪を撃退!

チキンム

材料(2〜3人分・作り置き分を含む)

大根……1/3本(350g)
水……200ml
酢……100ml
糖質ゼロシュガーorはちみつ……大さじ3〜4
塩……小さじ1

※「カンタン酢」や「甘酢」を使用する場合は、「糖質ゼロシュガーorはちみつ」を抜いた材料で作ってください。

作り方

1. 大根は皮をむき、1.5〜2cm角に切る。
2. 鍋に大根以外の材料をすべて入れて沸騰直前まで加熱し、火からおろす。
3. 2に、熱いうちに1を入れ粗熱を取る。
4. 3を食品保存袋などに入れて、冷蔵庫で半日ほど冷やす。

塩麹ぽりぽり大根

材料(2〜3人分・作り置き分を含む)

大根……1/3本(350g)
塩(脱水用)……小さじ1/2

A
しょうゆ……大さじ1.5
酢……大さじ1.5
塩麹……大さじ1
甘酒or砂糖……大さじ1
ごま油……小さじ1
鷹の爪……お好みで

作り方

1. 大根は皮をむかずに食べやすい大きさにカットする(キューブ型でも棒状でもお好みで)。
2. 1を塩といっしょにポリ袋に入れてもみ、20分ほどおく。
3. 2をしっかりと絞って、水分を切る。
4. 食品保存袋に3とAを入れて2時間ほどおき、大根に味をしみ込ませる(ボウルで合わせても可だが、袋のほうが味がしみやすい)。

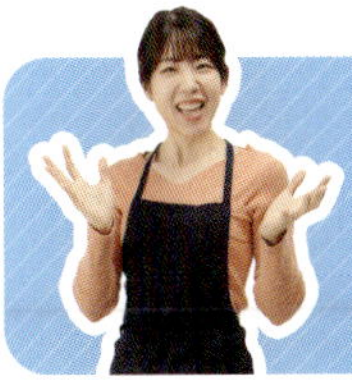

POINT

「チキンム」の「ム」は、韓国語で大根のこと。韓国ではチキンの料理に甘酸っぱい大根の漬物=「チキンム」がついてきます。本書で紹介しているチキン料理と一緒に食べても◎!

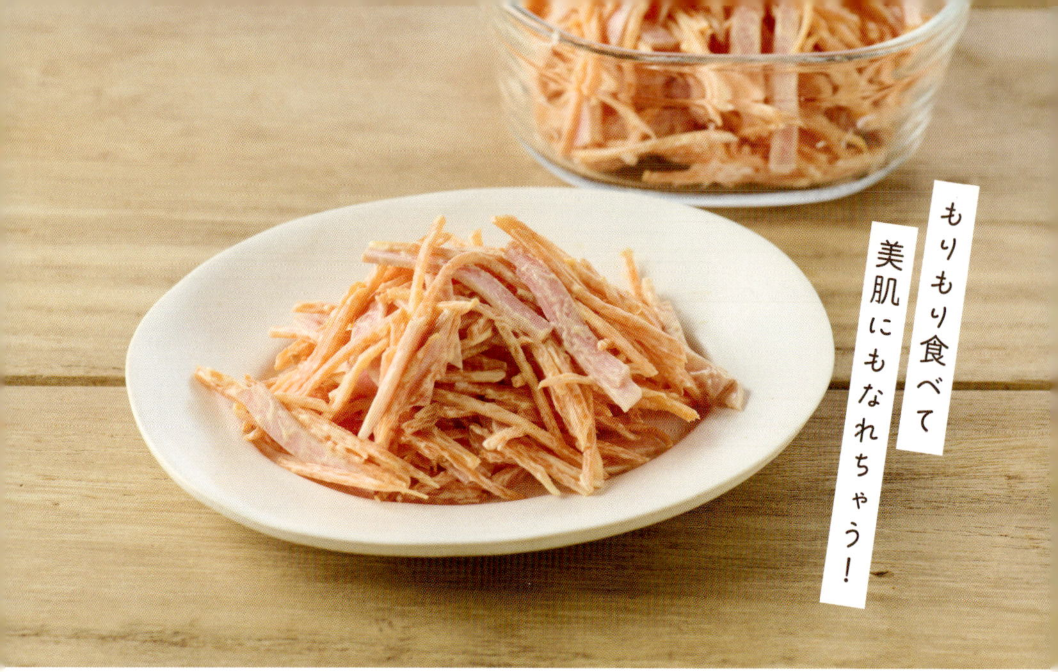

ハムの代わりにちくわでも美味しい！

にんじんとハムのマヨサラダ

材料（２人分・作り置き分を含む）

にんじん……１本（150g）
ハム……４～５枚

A
カロリーハーフマヨ
……大さじ２～３（**塩麹ヨーグルト**でも代用可）
塩、こしょう
……適量（**塩麹**小さじ1/2＋こしょう適量で代用可）

作り方

1. にんじんは千切りにする。
2. ハムもにんじんと同じように細めに切る。
3. 1と2をボウルに入れ、Aと和える。

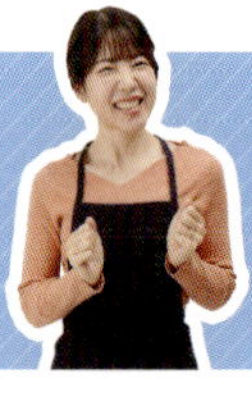

POINT

調味料の「カロリーハーフマヨ」は「塩麹ヨーグルト」（P20）で代用可！　「塩、こしょう」は、「塩麹小さじ２＋こしょう適量」でもOKです。

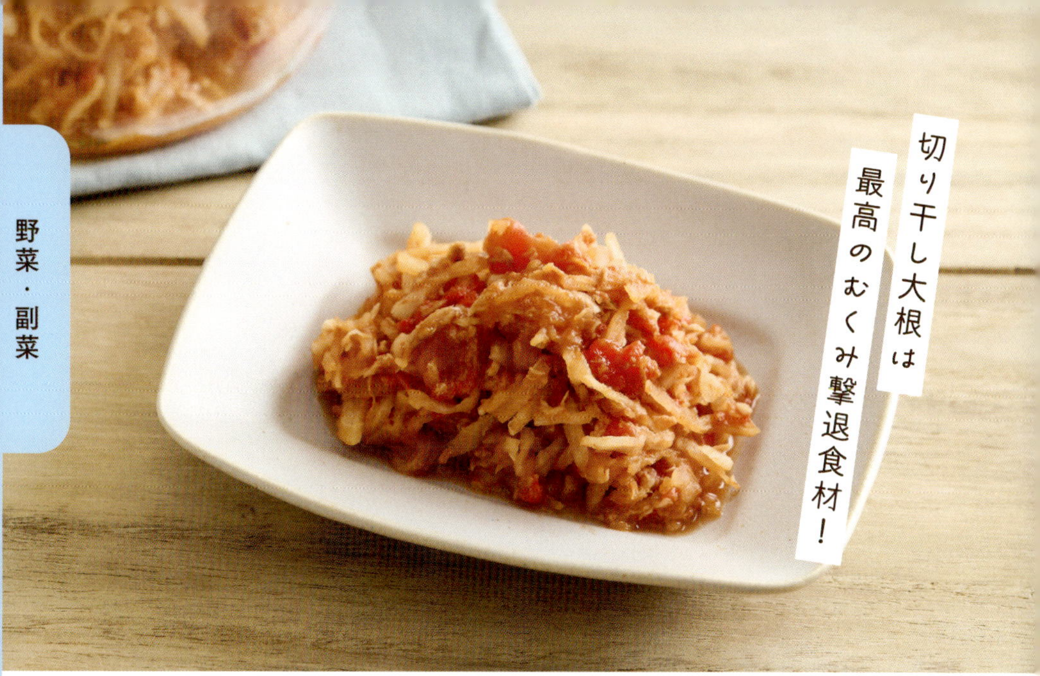

玉ねぎ麹で素材のうまみを引き出す

切り干し大根のトマト煮

材料（2人分）

切り干し大根……30g
ツナ水煮缶……1缶（70g）
カットトマト缶……1/2缶（200g）
切り干し大根の戻し汁……100ml
玉ねぎ麹……大さじ1
にんにくのオイル漬け……小さじ2
塩、こしょう……適量

作り方

1. 切り干し大根はよく洗い、水に10分ほどつけて戻す。戻し汁は取っておく。水気を切って食べやすい大きさに切る。ツナ缶の汁気を切っておく。
2. 鍋ににんにくのオイル漬けをオイル多めにすくって入れ低温で炒める。にんにくの香りが立ちはじめたらツナ、切り干し大根を入れて中火で炒める。
3. 油が全体に回ったら、切り干し大根の戻し汁、玉ねぎ麹、トマト缶を加え、鍋にふたをして弱火で10分ほど煮る。
4. ふたを取り、軽く煮詰めて、塩、こしょうで味を整える。

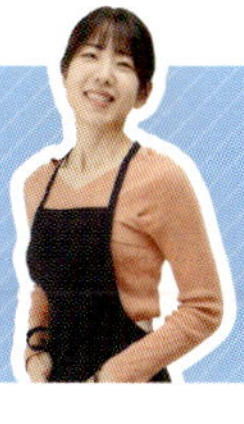

POINT

切り干し大根は食物繊維が豊富で、低カロリーで低脂質。体内の水分と塩分のバランスを調整してくれるカリウムも多く含まれているので、むくみ解消効果が期待できます。

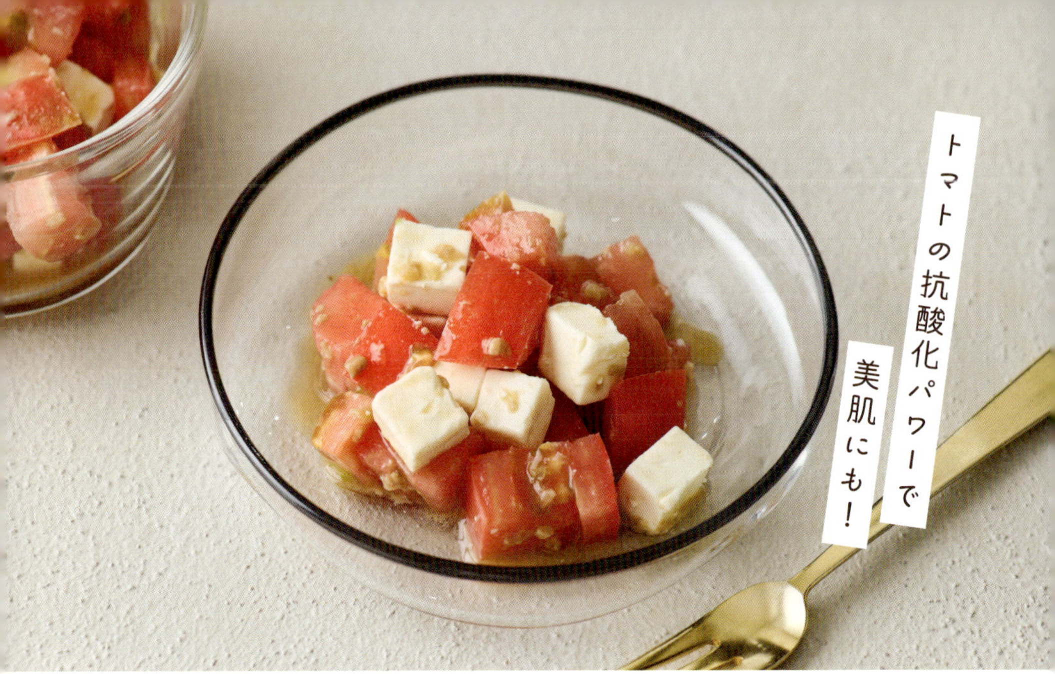

さっぱりしていて何にでもよく合う

絶品トマトサラダ

材料（2人分）

トマト……1個
クリームチーズ……2個（18g×2）

A
しょうゆ麹……大さじ1
酢……大さじ1
オリーブオイル……小さじ1
塩、こしょう……適量

作り方

1. Aをすべてボウルに入れてよく混ぜ合わせる。
2. トマトは一口大に切る。クリームチーズは1cm角に切る。
3. 2を1のボウルに入れて和える。

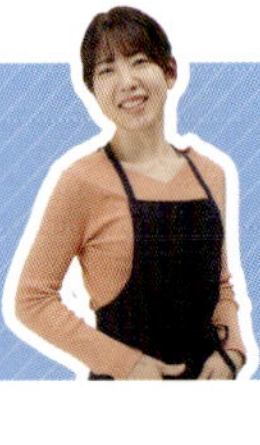

POINT

さっぱりとしたトマトの酸味と、コクのあるクリームチーズの塩気が抜群の相性！
さらに、お好みで塩、こしょうを入れると味が引き締まりますよ。

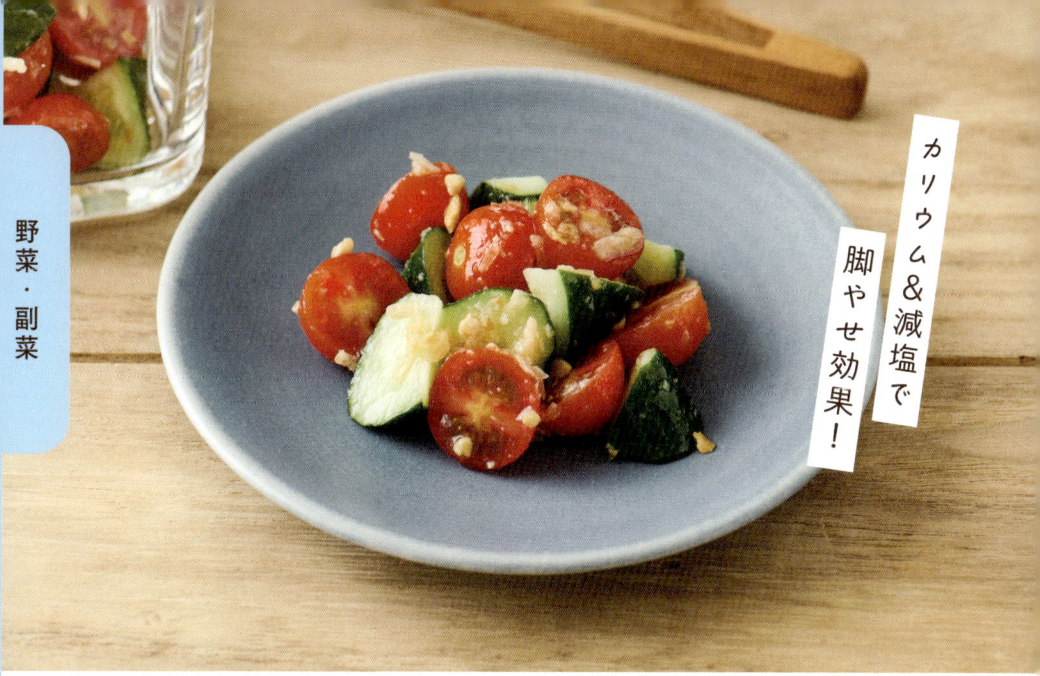

爽やかな酸味とカリカリ食感が美味しい

トマトときゅうりの塩糀レモンサラダ

材料（2人分）

プチトマト……10個（トマト1個でもOK）
きゅうり……1本
サクサク塩糀レモンカシューナッツ（P22）……大さじ2

作り方

1. プチトマトは半分（トマトの場合はひと口大）に切り、きゅうりは乱切りにし、ボウルに入れる。
2. 1にサクサク塩糀レモンカシューナッツをかけて和える。

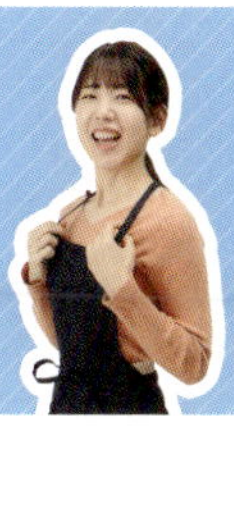

POINT

このまま食べても美味しいですが、パスタと和えると絶品！　パスタは細くて長めのカッペリーニ、または、黄えんどう豆だけで作った「ゼンブヌードル」の細麺がおすすめです。

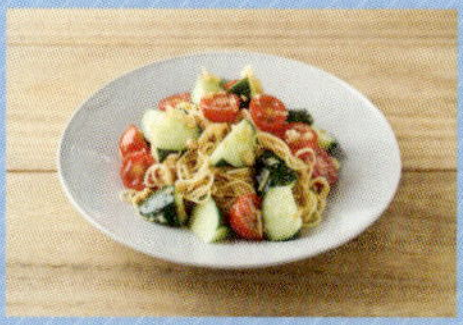

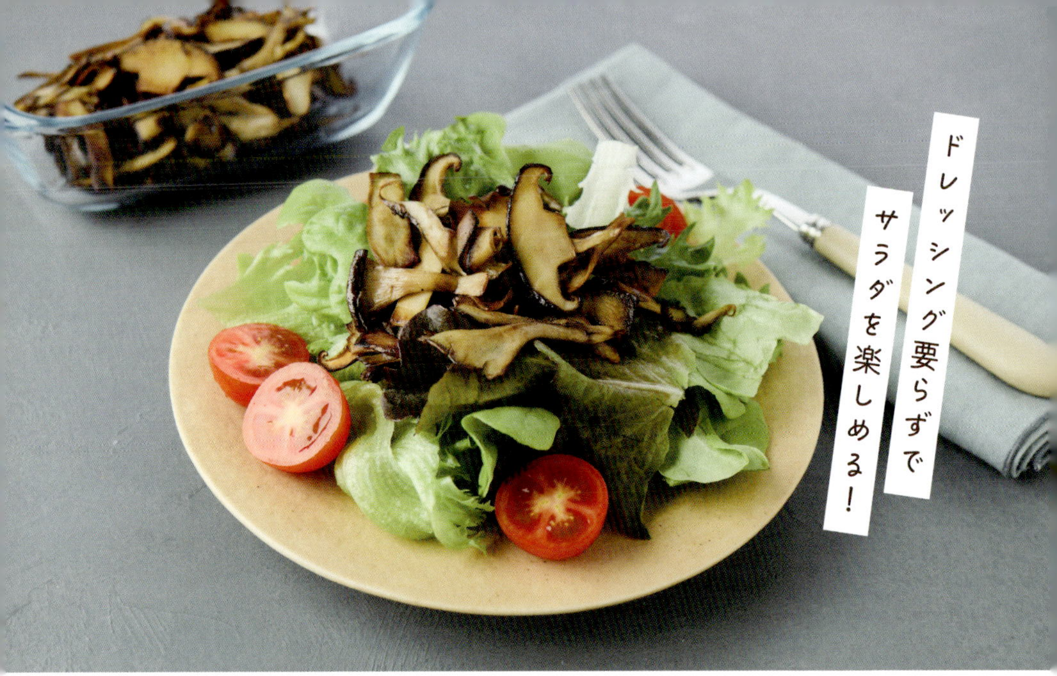

カリカリ食感が美味しい!

カリカリきのこのサラダ

材料(2人分)

舞茸……1/2パック(50g)
しいたけ……1/2パック(50g)
エリンギ……1/2パック(50g)
野菜(レタス、プチトマトなどお好みのものを)……適量
オリーブオイル……小さじ1
塩、こしょう……適量

作り方

1. 舞茸は小房にほぐす。しいたけ、エリンギは石づきを取って薄切りにする。
2. フライパンを中火にかけてオリーブオイルを入れ、1のきのこ類をすべて入れる。あまり触らず、フライパンも動かさないようにして焼き色をつける。
3. 仕上げに塩、こしょうを気持ち濃いめにふる。
4. お皿に野菜を盛り、そのうえに3をのせる。

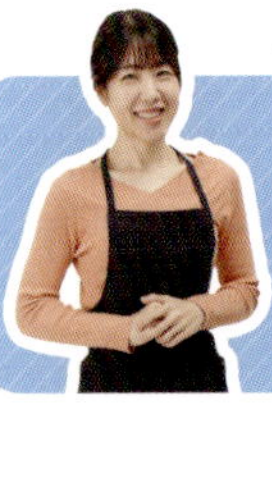

POINT

きのこはどれも基本的には洗わずに(気になる人は拭いてもOK)。それぞれ使いやすいようにほぐしたり切ったりして、食品保存袋などに入れて冷凍しておくと便利。

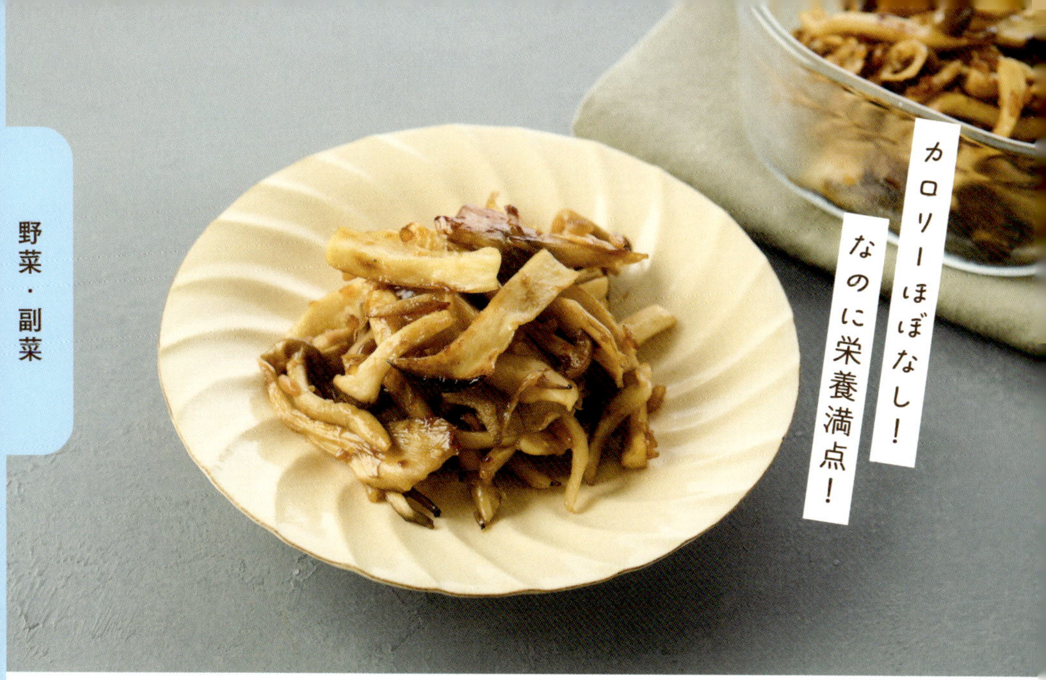

麹できのこのうまみ爆発

腸活きのこマリネ

材料（2〜3人分・作り置き分を含む）

お好みのきのこ類
（エリンギ・しいたけ・舞茸・しめじなど）
……400〜500g（各種きのこ１パックずつでも可）
ごま油……大さじ１
（オリーブオイルなどほかのオイルに代用可）

A **しょうゆ麹**・みりん・酢……各大さじ1.5（しょうゆ麹はしょうゆに代用可）
中華麹……小さじ１（鶏がらスープの素に代用可）

作り方

1. お好みのきのこ類は食べやすい小さめの大きさにカットする（今回は、しめじは石づきを取り小房にほぐし、舞茸は小房にほぐす。エリンギはほかのきのこと同等の大きさにカットする）。
2. フライパンにごま油をひき、きのこ類を入れて中強火で５〜６分焼き炒める。
3. きのこ類がしんなりしてかさが減り、焼き目がついたらAを加え、さっと炒め合わせる。

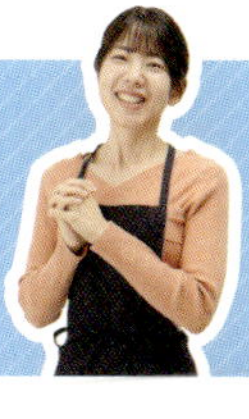

POINT

作り方②では、焼き目がつくよう最初はあまり触らずに！　しっかりと焼き目をつけるのが美味しさのポイント！　仕上げに、お好みでブラックペッパー（適量）をふっても◎。

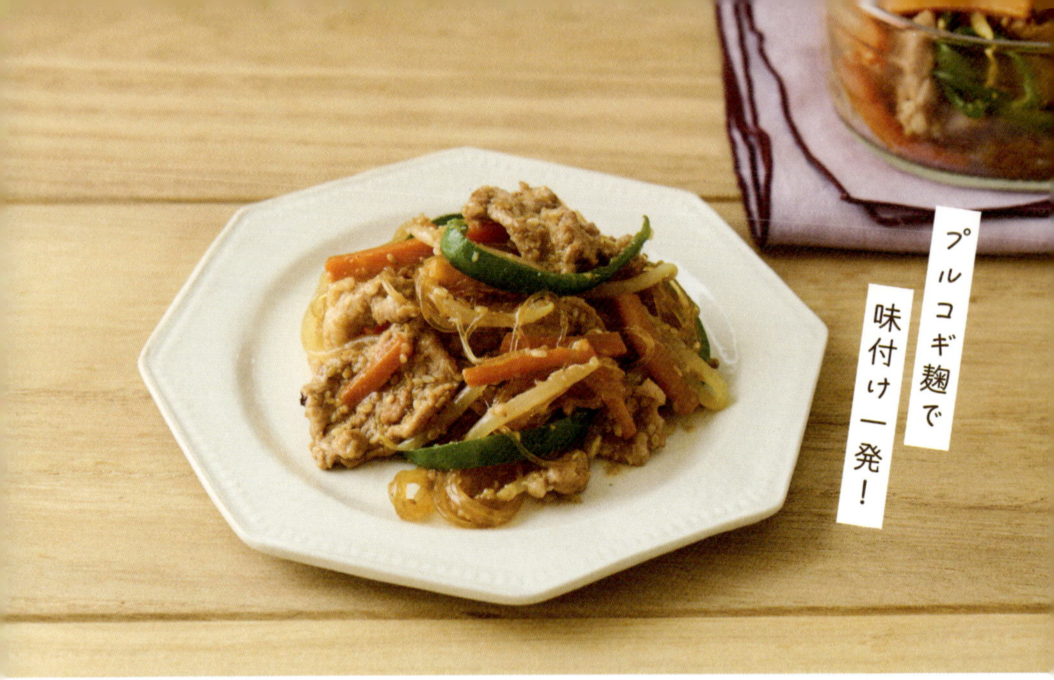

炒めるだけ!　がっつりメインおかずにも

腸活チャプチェ

材料（2人分）

豚こま切れ肉……150g
にんじん……1/2本（75g）
ピーマン……2個
もやし……1/2袋（100g）
ごま油……大さじ1

A
春雨……40g
水……150ml
プルコギ麹……大さじ4

作り方

1. にんじんとピーマンは同じような大きさになるように細切りにする。
2. フライパンを熱し、最初に豚肉を入れ、にんじんを加えて2〜3分程度中火で炒める。
3. 2にAを加えて（春雨は戻さずにそのまま）、フライパンにふたをして5分煮込む。
4. 3にピーマン、もやしを入れて、さらに1分煮込む。
5. 仕上げにごま油をかける。

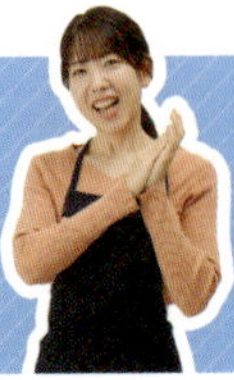

POINT

炒めるとき、最初に豚肉を入れると脂がほどよく出て、炒め油をカットできます。もやしとピーマンはシャキシャキ感を出すために最後に。仕上げのごま油が香りを引き立てます。

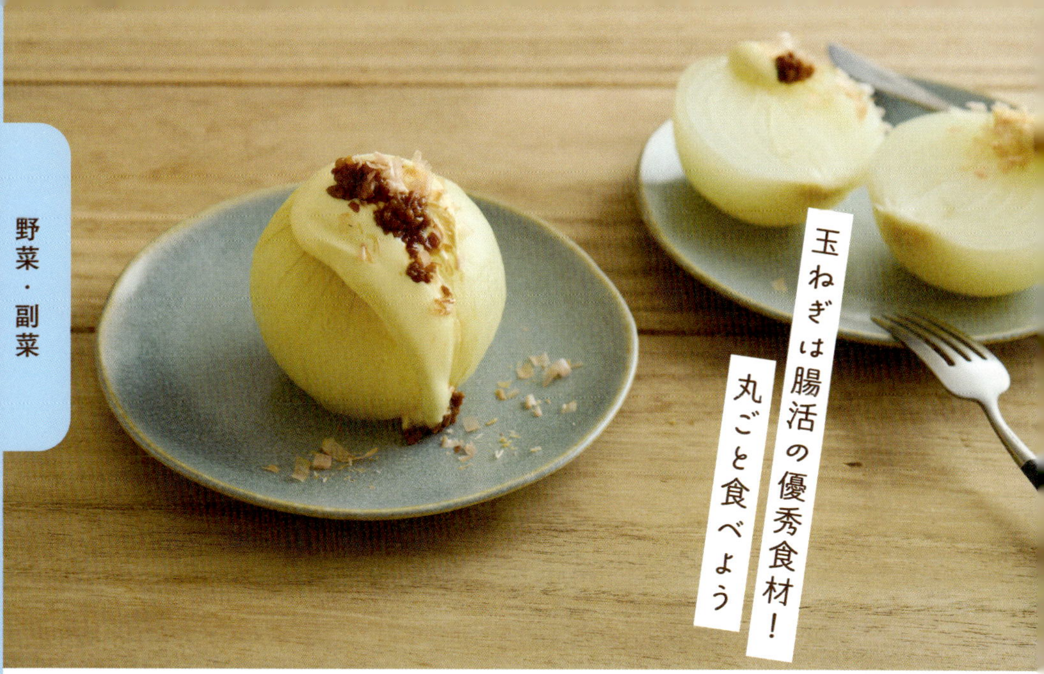

玉ねぎの美味しさを存分に味わえる

蒸し玉ねぎ

材料（2人分）

玉ねぎ……2個（400g）
しょうゆ麹……お好みで
マヨネーズ……お好みで
鰹節……お好みで

作り方

1. 玉ねぎは丸ごと15分程度せいろで蒸す。
   ※レンジを使用する場合は、耐熱容器に玉ねぎと水100mlを入れて、ふんわりラップをかけレンジ(600W)で10分加熱。途中で竹串を刺してみて硬ければ1分ずつ様子を見ながら追加加熱してください。
2. お皿に盛り、お好みでしょうゆ麹、マヨネーズ、鰹節をのせる。

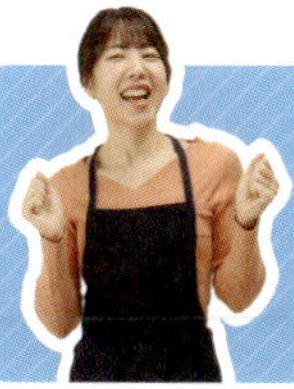

POINT

蒸した玉ねぎは、甘味が出てぺろりと1個食べられちゃいます！　少しずつほぐしながら、シンプルにポン酢しょうゆだけにつけて食べても美味しいですよ。

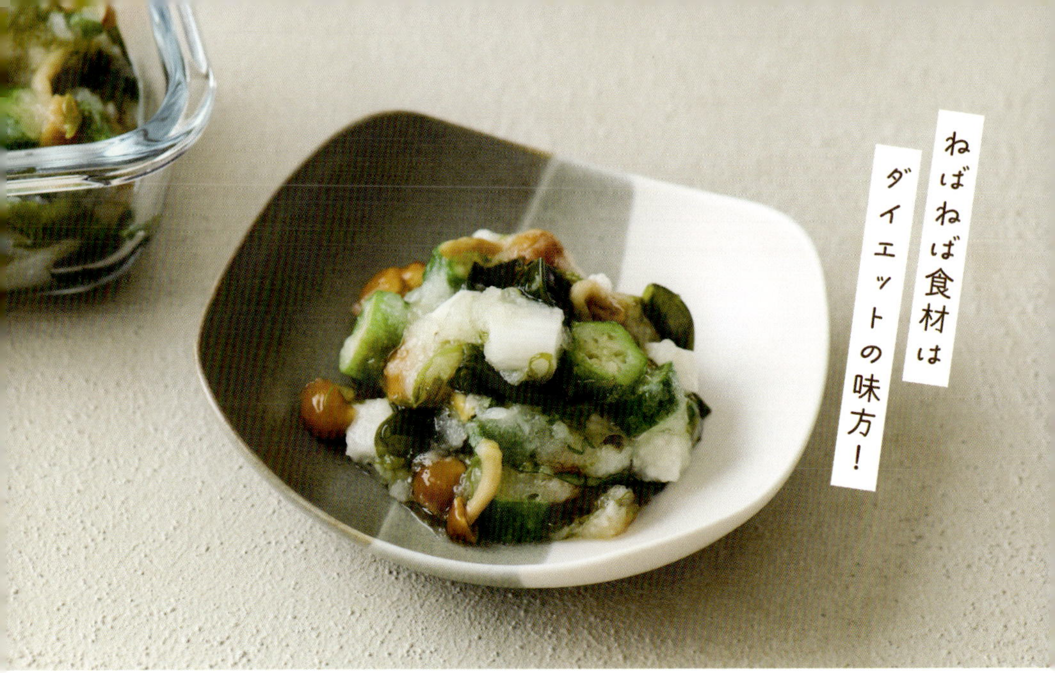

コンビニで人気のサラダを再現
田舎風ねばねばサラダ

材料（2人分）

おくら……5本
なめこ……1袋(100g)
長いも……100g
大根……すりおろして100g
戻したわかめ……30g

A | 白だし……大さじ2
酢……小さじ1

作り方

1 おくらは30秒ほどゆでて5mm幅に切る。

2 なめこはゆでる。

3 長いもは1cm角に切る。

4 大根はすりおろす。

5 ボウルに①～④と戻したわかめを入れ、Aで和える。

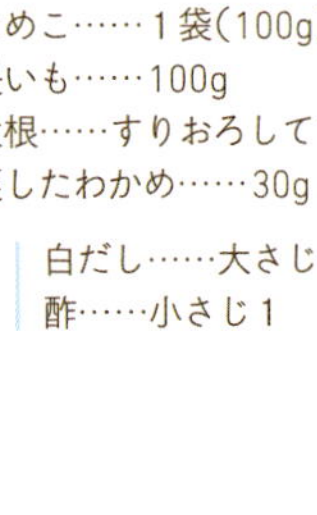

POINT

大根を粗めにすりおろして食感を残すと食べ応えがあって美味しいです。食べる直前に、お好みで大葉を散らしてもOK！

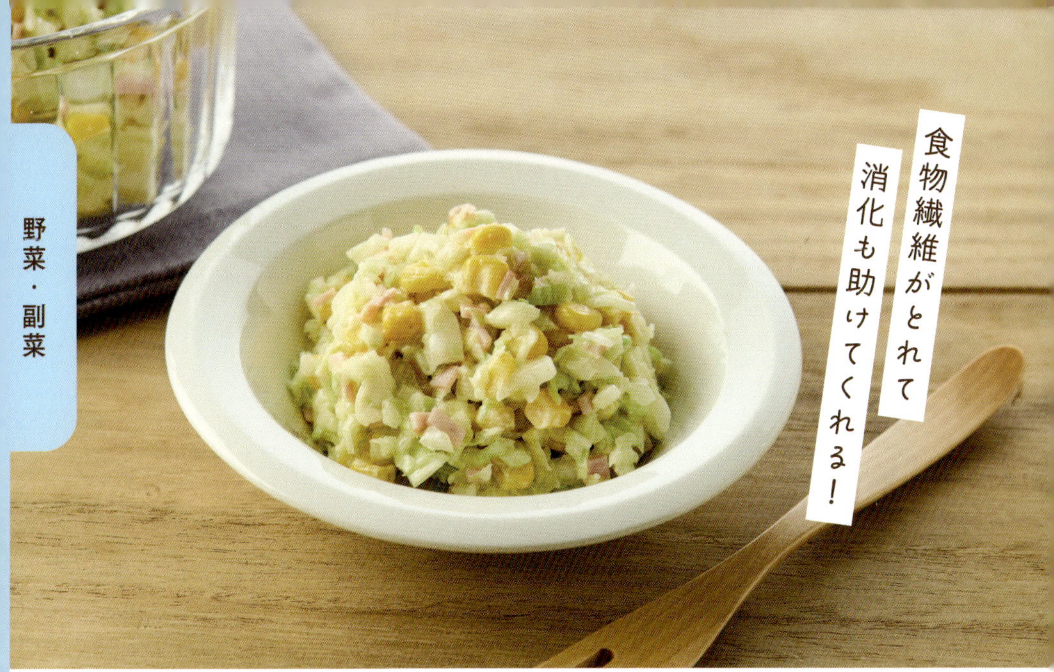

大人も子どももみ〜んな大好き

腸活コールスロー

材料（2〜3人分）

キャベツ……1/4個（300g）
塩麹……小さじ1
コーン……1缶（190g）
ハム……4枚

A
塩麹ヨーグルト……大さじ3
（カロリーハーフマヨで代用可）
糖質ゼロシュガー……小さじ1
酢……小さじ2
黒こしょう……適量

作り方

1. キャベツは5mm幅くらいのみじん切りにする。ハムもキャベツと同じくらいの大きさに切る。
2. ポリ袋にキャベツを入れ、塩を入れてよくもみ、10分おいたら、水分を絞る。
3. 2をボウルに入れて、水気を切ったコーン、ハムを加える。さらにAを加えて混ぜ合わせる。

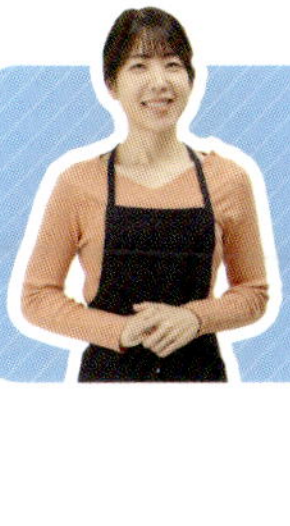

POINT

キャベツのみじん切りは、ぶんぶんチョッパーで楽してます。作り置きして冷蔵庫でひと晩冷やしておくと、より味がなじみます！

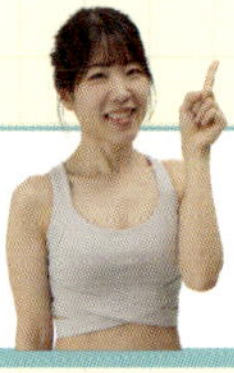

教えて！ まるさん Q&A

Q プレート法を取り入れるほかに食生活で心がけるとよいことはありますか？

A 私がいつも実践していることを紹介します！

☑ 普段の飲み物は……

食事のときは、ミネラルウォーターやお茶などカロリー０の飲み物を飲んでいます。また、「乳」とつくものは脂質が気になるので、牛乳、豆乳は控えて、オーツミルクやアーモンドミルクを飲んでいます。

☑ 外食をするときは……

食べたものを消化する胃の代謝活動は12時〜14時頃にピークを迎えるそう。そのため私は、外食をするときにはなるべくランチにしています。イタリアンやフレンチなどヨーロッパの料理は、小麦粉やチーズがふんだんに使われていることが多く、糖質、脂質が高くなりがちなので、和食系が多いです。最近の回転寿司はシャリの量が選べるので、ダイエット中におすすめ。シャリ（小）を選べば８〜12貫程度食べても大丈夫です。また、ファミレスなどのメニューはネットですぐに栄養成分やカロリーが調べられるので、メニューをオーダーする前に確認することもあります。

☑ 暴飲暴食をしてしまったときは……

１日で無理に戻そうとするとリバウンドにつながるので、「３日で戻す」を意識しています。また、休腸期間を設ける意味で、食べすぎた翌日の朝の食事は抜いて、昼から食べることもあります。朝食を抜くときには、ファスティングの酵素ドリンクを飲んでいます。

PART

4

マジやせ黄金比レシピ「アレンジ編」

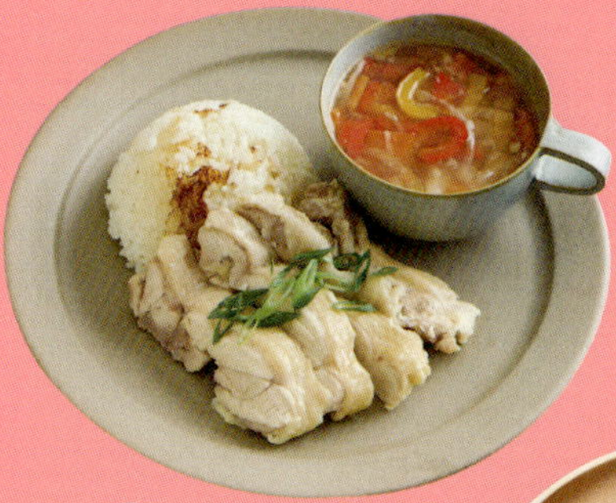

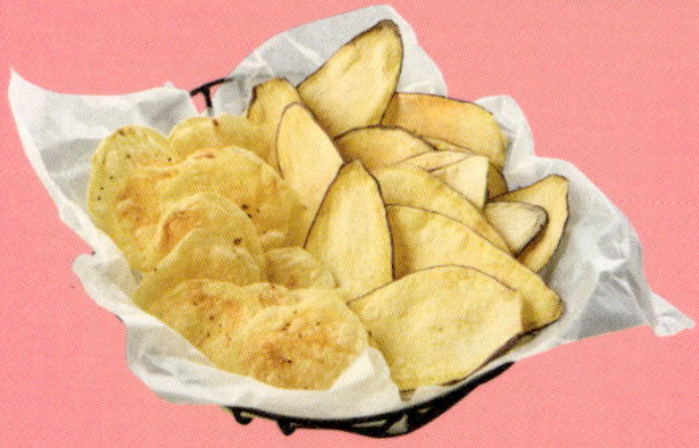

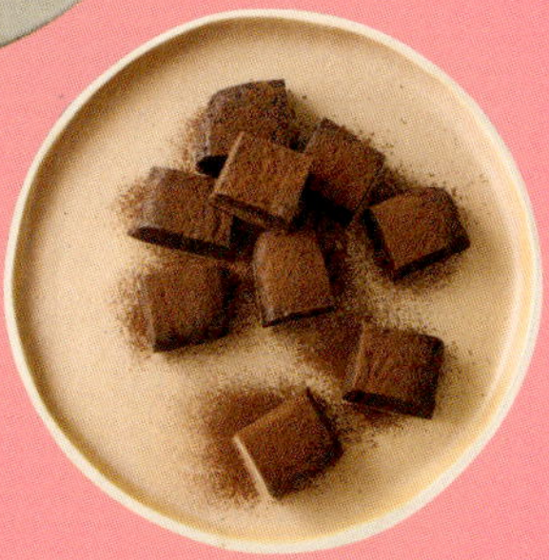

炊飯器でいっぺんにワンプレートが作れるレシピと、
食べても太らないおやつレシピを紹介します。
忙しくて食事をコントロールする余裕がない、
甘いものを我慢してストレスでドカ食い……といった
ダイエットの悩みはこれで解決!

炊飯器で時短＆食べても太らないおやつ

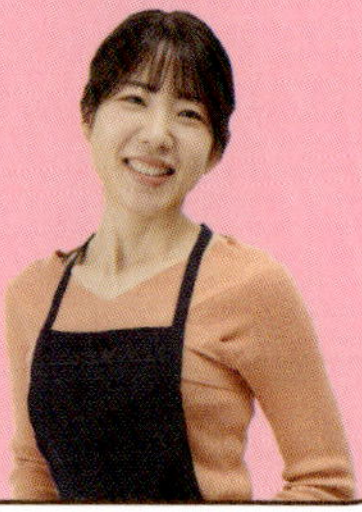

PART4では、黄金比レシピのアレンジ版として、炊飯器ひとつで「1：1：2」のワンプレートを作ることのできるレシピと、ダイエット中でも罪悪感なく食べられるおやつレシピを紹介します。

炊飯器調理のよいところは、何と言っても「基本的に材料も調味料もすべて炊飯器に入れて、スイッチを入れるだけで出来上がり！」という手軽さ。フライパンやお鍋をいくつも使ったり、様々な調理道具を洗ったりする手間も省けます。その間、ゆっくり過ごしたり、お子さんと一緒の時間を過ごすこともできますよ。

しかも今回は、**炊飯器で1品だけでなく、基本的に「たんぱく質・脂質が1、糖質が1、**

野菜・副菜が2」の3品が同時に作れちゃうレシピです。時短だけでなく、買い出しもラクできるようにできるだけシンプルな材料で、調理には油を極力使わないように工夫しました。お魚やお肉の定食、ハッシュドビーフ、タコライス、カオマンガイと、様々なジャンルのメニューが揃っています。

おやつについては、やせたいからといって、甘いものを我慢していると、ストレスになってドカ食いやリバウンドしてしまうことも！

そこで、**脂肪になりやすい精製された砂糖の代わりに糖質ゼロシュガーやはちみつを使ったり、むくみ解消に効果があると言われるカリウムが豊富なデーツやバナナ、便秘解消に有効な食物繊維が豊富ないも類を使ったおやつなどを紹介**します。14kgやせた私が、子どもと一緒にほぼ毎日食べているものばかりですが、体型はほとんど変わらずにキープしています。

食事のほかに、おやつまで手作りするのは大変そう……と思うかもしれませんが、どれもすぐにできます。でも、くれぐれも食べすぎには注意してくださいね。

炊飯器で
ワンプレート
1

鮭のプレート

しょうゆ麹、塩麹、塩麹ヨーグルトを使った
腸が元気になる、魚がメインの定食です。

1 鮭ときのこのしょうゆ麹バター

材料（2人分）

鮭の切り身……2切（200g）
えのき……1/2株（50g）
しめじ……1/2パック（50g）
バター、**しょうゆ麹**……少々

2 小松菜の混ぜ込みごはん

材料（2人分）

白米……1.5合
水……野菜から水が出るので、規定の量よりも2mmほど下（少なめ）に
小松菜……1/2袋（100g）
塩麹……大さじ2
白ごま、鰹節……お好みで

3 和風ポテサラ

材料（2人分）

じゃがいも……1個
塩麹ヨーグルト……大さじ3
ツナ水煮缶……1/2缶
きゅうり……1/2本
塩……少々
塩昆布……適量

作り方

1. シリコンケース（Ⓐの写真で使用しているのはスポンジケーキ用の円型タイプ）に、えのき、しめじ、鮭の切り身を重ねて入れる（※シリコンケースがない場合は、クッキングシートで包んでもOK！）。
2. じゃがいもは、火が通りやすいように1.5cm角程度に切り、まとめてクッキングシートで包み、両端をしっかりとねじっておく。
3. 炊飯器のなかに、研いだ白米と水、塩麹を入れ、刻んだ小松菜をのせる。
4. 3のうえにクッキングシートを敷き、1、2をのせて、通常炊飯1回。

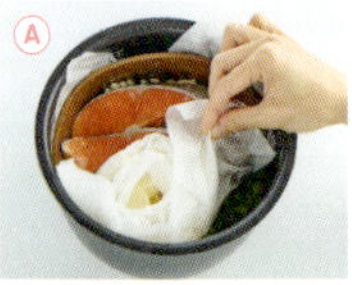

炊飯器に、1、2、3が入った状態。じゃがいもはクッキングシートで完全に包み、両端をねじってから（キャンディー絞り）炊飯器のスイッチをオン！

5. 4が炊けるまでに、きゅうりを2〜3mm程度の小口切り（スライサーでもOK）にしてボウルに入れ、塩少々をまぶして5分程度おいたら、手できゅうりをもみ、水分をギュッとしっかり絞る。
6. 4が炊けたら、クッキングシートで包んだじゃがいもを取り出してボウルに入れ、崩しながら混ぜ、塩麹ヨーグルト、汁気を切ったツナ、5の塩もみしたきゅうり、塩昆布と和える。「和風ポテサラ」の出来上がり！
7. シリコンケースから、えのき、しめじ、鮭を取り出す。盛り付けるときに、鮭にしょうゆ麹とバターを乗せて「鮭ときのこのしょうゆ麹バター」の出来上がり！
8. 炊き上がったごはんと刻んだ小松菜を白ごまと鰹節と混ぜ合わせて「小松菜の混ぜ込みごはん」の出来上がり！

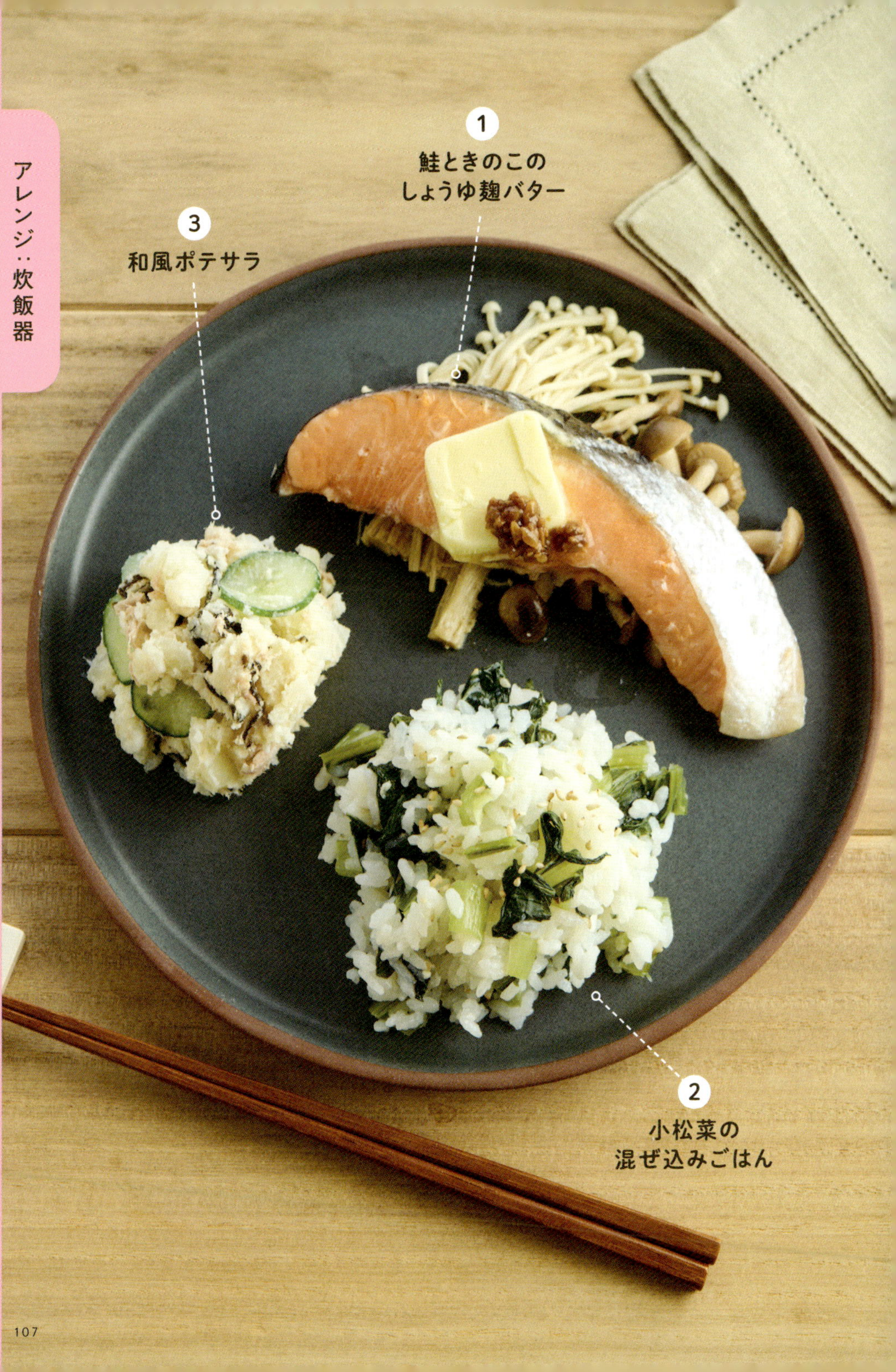
1
鮭ときのこの
しょうゆ麹バター
2
小松菜の
混ぜ込みごはん
3
和風ポテサラ

炊飯器で
ワンプレート
2

ハッシュドビーフプレート

油で炒めないので超ヘルシー！
炊飯器でとろとろの
ハッシュドビーフができます。

1 ハッシュドビーフ

材料（2～3人分）

牛薄切り肉……200g
玉ねぎ麹……大さじ１
玉ねぎ……1/4個（小さめなら1/2個）
しめじ……1/2株（お好きなきのこで代用可）
卵……２～３個

A
カットトマト缶……200ｇ
プルコギ麹……大さじ1.5
米粉or小麦粉……大さじ１
ウスターソース……大さじ１
水……大さじ３

2 ごはん

材料（2～3人分）

白米……1.5合
水……規定の量よりも２mmほど下（少なめ）に

3 カット野菜

材料（2～3人分）

カット野菜……お好きな量で
サクサクしょうゆアーモンド（P22）……お好みで

作り方

1 炊飯器に研いだ白米と水を入れ、そのうえにクッキングシートを敷く。

2 牛肉はトレーの上などで、玉ねぎ麹をもみ込み、30分ほどおく。

3 玉ねぎは薄切りにして、レンジ（600W）で３分加熱する。しめじは石づきを取り小房にほぐす。

4 シリコンケースに玉ねぎ、しめじ、Aを入れて混ぜる。さらに、2の牛肉を入れて、よく混ぜる（※シリコンケースがない場合はクッキングシートで包んでもOK）。

5 1に4をのせて、通常炊飯１回。

6 5が炊けたらシリコンケースを取り出す。すぐにクッキングシートの上に卵を割って入れ、炊飯器のふたを閉め、余熱で目玉焼きを作る。シリコンケースのなかをしっかりと混ぜ合わせて、「ハッシュドビーフ」の出来上がり！

7 お皿にごはん、ハッシュドビーフ、目玉焼き、カット野菜を盛り付ける。カット野菜にはお好みでサクサクしょうゆアーモンドをかける。

※5.5合炊きの炊飯器使用の場合で紹介しています（５合炊きでもこのままの材料でOK）。３合炊きの炊飯器使用の場合は、材料をすべて半量にして作ってください。

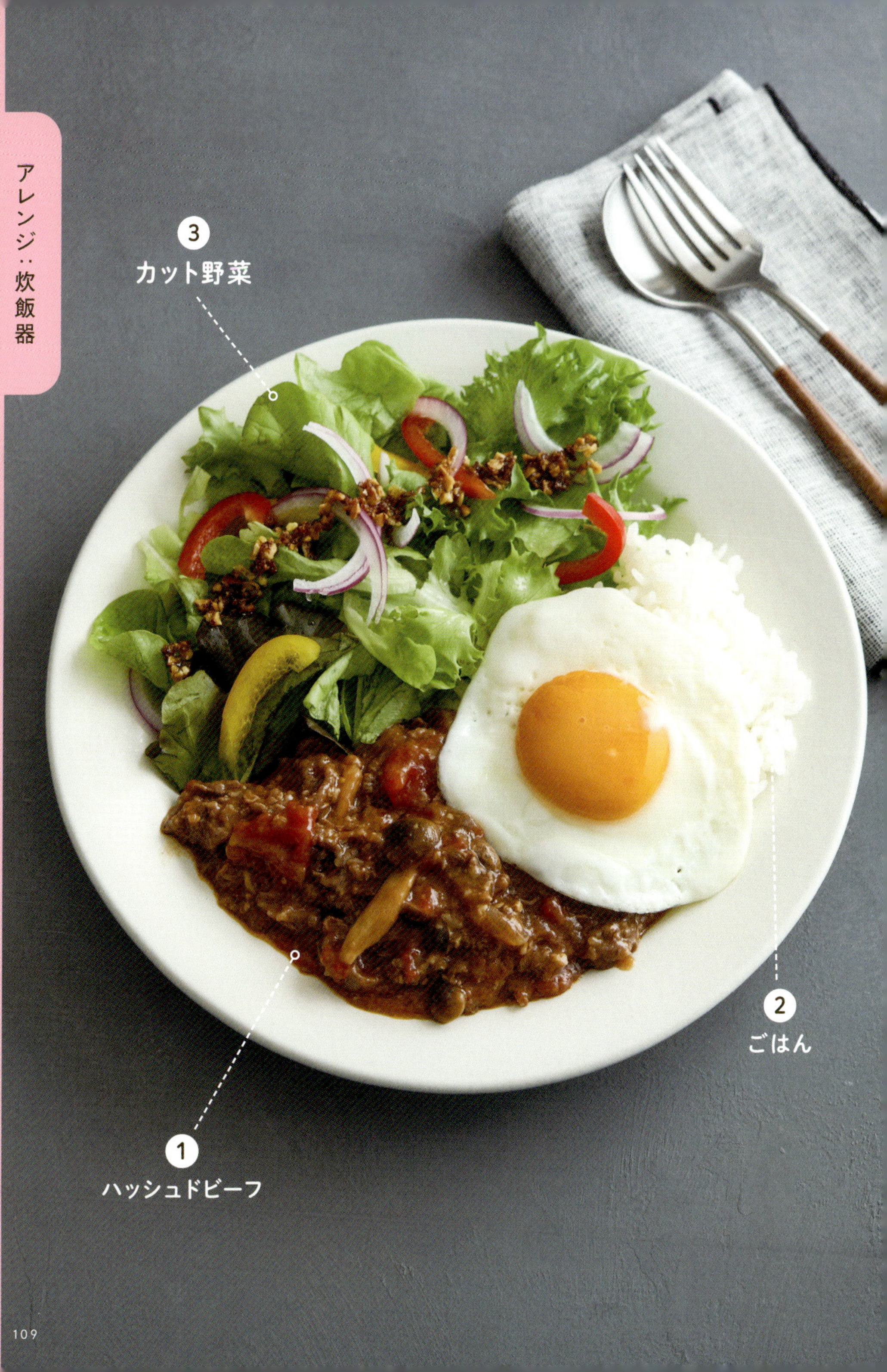
3
カット野菜
1
ハッシュドビーフ
2
ごはん

炊飯器で
ワンプレート
3

タコライスプレート

鶏ひき肉でたんぱく質、生野菜でビタミン・ミネラル、きのこで食物繊維と低カロリーで栄養たっぷり！

1 タコミート

材料（2～3人分）

鶏ひき肉……200g
玉ねぎ……1/2個
カット野菜……お好きな量で
粉チーズ……お好きな量で
サルサ麹……お好きな量で

A
トマトケチャップ……大さじ2
プルコギ麹……大さじ2（しょうゆ大さじ1＋ウスターソース大さじ1に代用可）
塩こしょう……少々
カレー粉……小さじ1

2 ごはん

材料（2～3人分）

白米……1.5合
水……規定の量よりも2mmほど下(少なめ)に

3 きのこのしょうゆ麹バター

材料（2～3人分）

しめじ、エリンギ……合わせて250g
バター……5g
しょうゆ麹……大さじ1

作り方

1. 炊飯器に研いだ白米と、水を入れておく。
2. 玉ねぎはみじん切りにしてポリ袋に入れ、鶏ひき肉とAを加えて、混ぜ合わせる。
3. しめじは石づきを取ってほぐし、エリンギは食べやすい大きさに切る。
4. 1の白米のうえの中央にポリ袋から出した2を、そのまわりに3をのせて、通常炊飯1回。
5. 4が炊けたら、しめじとエリンギを取り出し、温かいうちにバター、しょうゆ麹と和える。「きのこのしょうゆ麹バター」の出来上がり！
6. 鶏ひき肉を取り出してほぐし、「タコミート」の出来上がり！
7. ごはんも軽くほぐしたらお皿に盛り、カット野菜、タコミートをのせ、粉チーズ、サルサ麹を散らす。5の「きのこのしょうゆ麹バター」を添える。

※ごはんにタコミートの味がしみているので、残ったらおにぎりにしても美味しい！

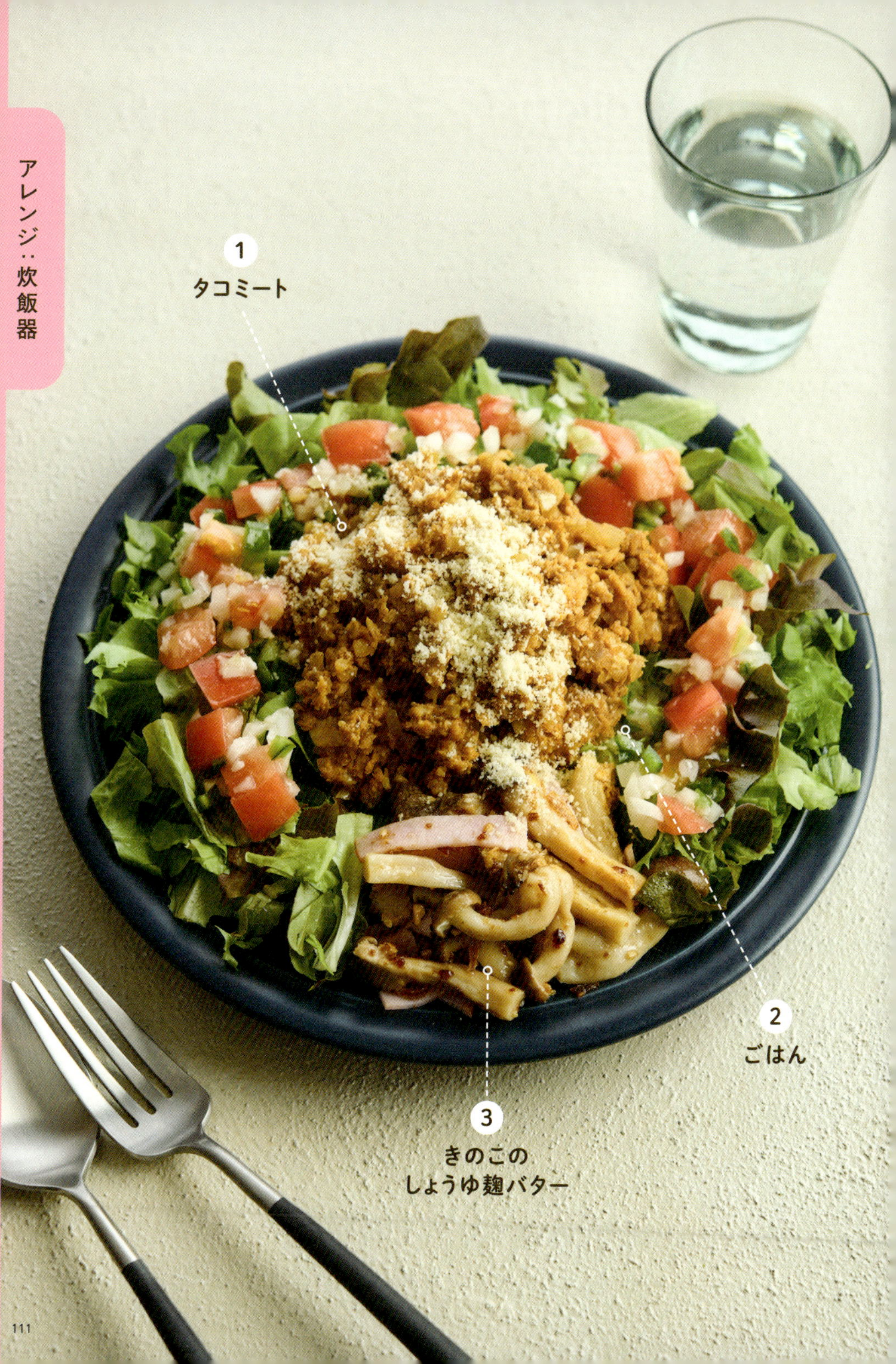
1
タコミート
2
ごはん
3
きのこの
しょうゆ麹バター

炊飯器で
ワンプレート
4

ささみのプレート

やわらかく仕上がった鶏ささみは絶品！
キャベツ、厚揚げ、小松菜に、ごまごはんと
食べ応えのある一皿です。

1 ささみの梅しそキャベツ

材料（2人分）

鶏ささみ肉……200g
キャベツ……1/4個（300～400g）
梅干し……1個
大葉……適量

2 ごまごはん

材料（2人分）

白米……1.5合
水……規定の量よりも2mmほど下（少なめ）に
白ごま……大さじ1
塩麹……小さじ1

3 厚揚げと小松菜の白だし煮

材料（2～3人分）

小松菜……1/2袋
厚揚げ……1パック（220g）
白だし……大さじ1

作り方

1 炊飯器に研いだ白米と水を入れて30分浸水する。

2 クッキングシートにザク切りにしたキャベツ、その上に鶏ささみ、梅干しをのせて包み、両端をしっかりとねじる。

3 クッキングシートに食べやすく切った小松菜、その上に厚揚げをのせ、白だしを入れて包み、両端をしっかりとねじる。

4 1に、白ごま、塩麹を入れて混ぜる。

5 4に、2、3の包みをのせて通常炊飯1回。

6 炊き上がったら、クッキングシートの2つの包みを取り出し、お皿にキャベツ、鶏ささみ、「厚揚げと小松菜の白だし煮」を盛る。鶏ささみに梅干しと、刻んだ大葉をのせる。ごまごはんは混ぜ合わせてから、お皿に盛る。

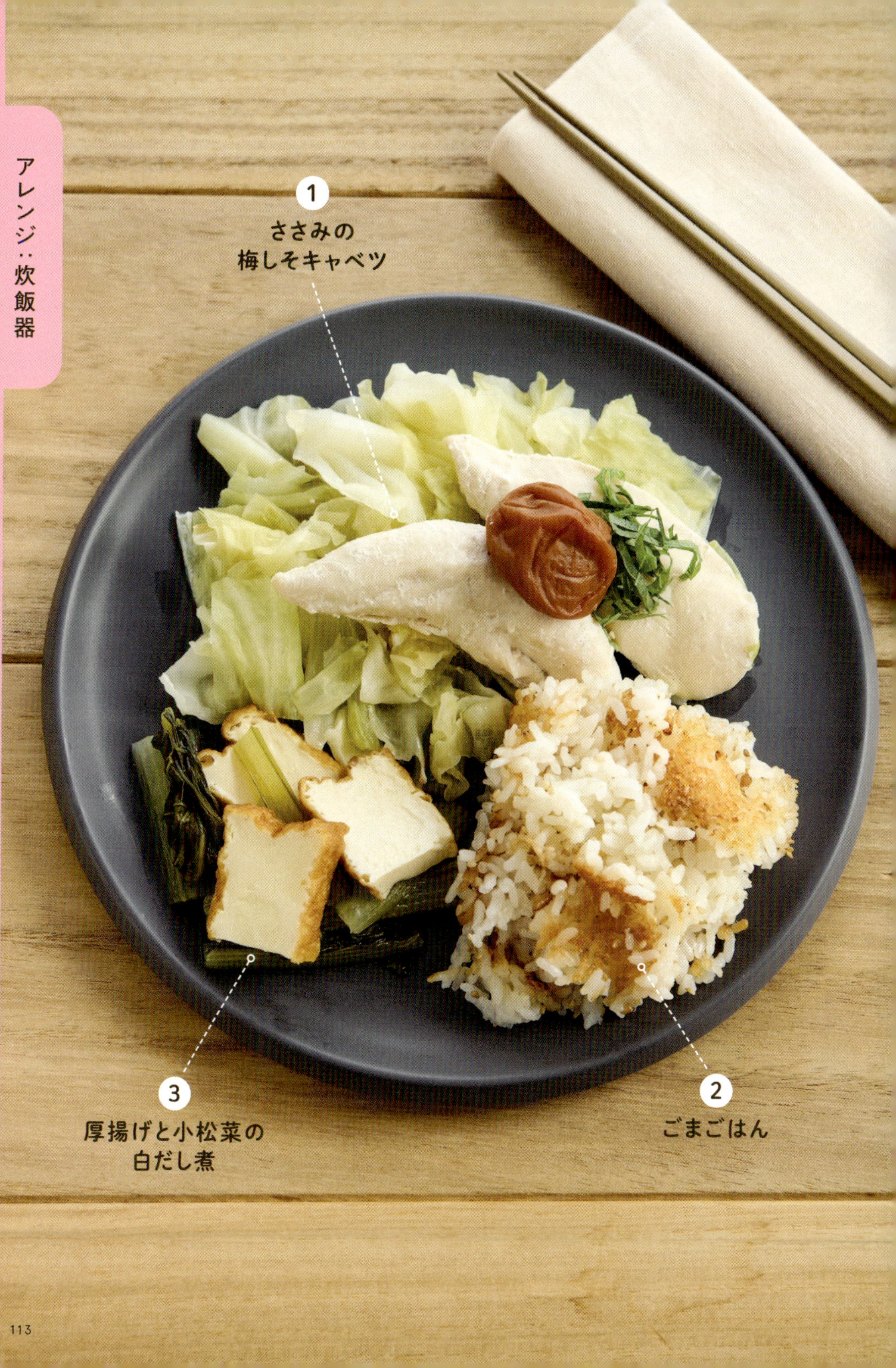
1
ささみの
梅しそキャベツ
2
ごまごはん
3
厚揚げと小松菜の
白だし煮

炊飯器で
ワンプレート
5

カオマンガイのプレート

鶏ももと一緒に炊いたごはんには鶏だしがきいています。お焦げの部分はさらに肉のうまみが凝縮！

1 カオマンガイ

材料（2人分）

鶏もも肉……1枚（300g）
塩麹……大さじ1
にんにくのオイル漬け……小さじ1
万能ねぎだれ……適量
長ねぎ……適量

2 鶏だしごはん

材料（2人分）

白米……1.5合
水……規定の量よりも2mmほど下（少なめ）に

3 具だくさんスープ

材料（2人分）

玉ねぎ……1/2個（100g）
にんじん……1/4本
パプリカ（赤、黄）……各色1/2個ずつ
玉ねぎ麹……大さじ2
お湯……200ml

作り方

1. 炊飯器に研いだ白米と水を入れて30分浸水する。
2. 鶏もも肉と塩麹をポリ袋に入れて30分ほどおく。
3. 玉ねぎ、にんじん、パプリカは食べやすい大きさに切る。
4. クッキングシートに、③の野菜を入れて包み、両端をしっかりとねじる。
5. 炊飯器に、②のポリ袋から取り出した鶏もも肉とにんにくのオイル漬け、④の野菜の包みを入れて、通常炊飯1回。
6. ⑤が炊けたら、鶏もも肉を取り出して食べやすい大きさに切る。
7. 野菜の包みを取り出して器に入れ、1人分のカップに玉ねぎ麹大さじ1とお湯100mlを入れる。「具だくさんスープ」の出来上がり！
8. お皿に、「カオマンガイ」、「鶏だしごはん」を盛り付け、鶏肉にお好みで万能ねぎだれ、薄く斜め切りにした長ねぎをのせる。

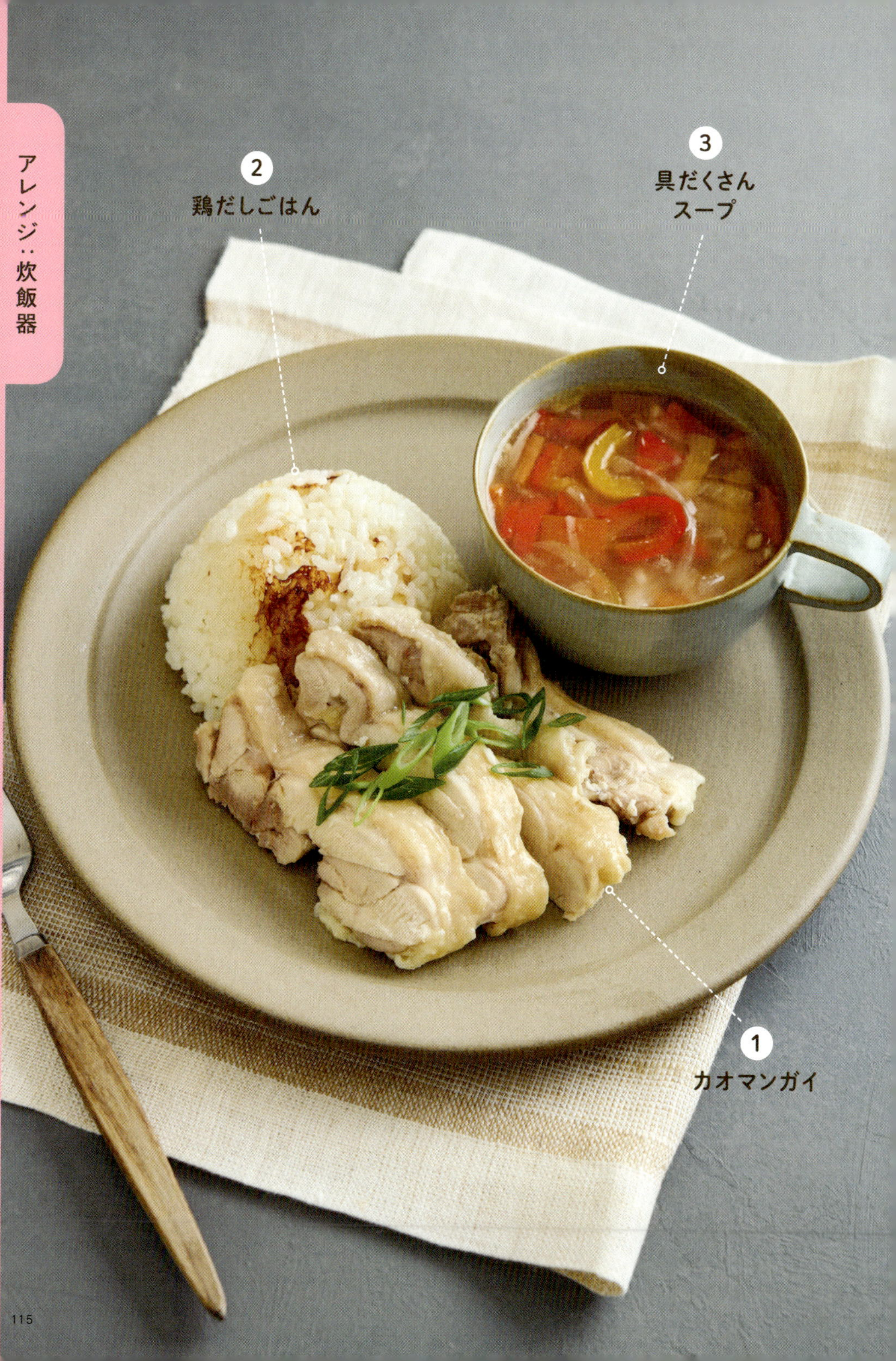
2
鶏だしごはん
3
具だくさん
スープ
1
カオマンガイ

太らないおやつ
1

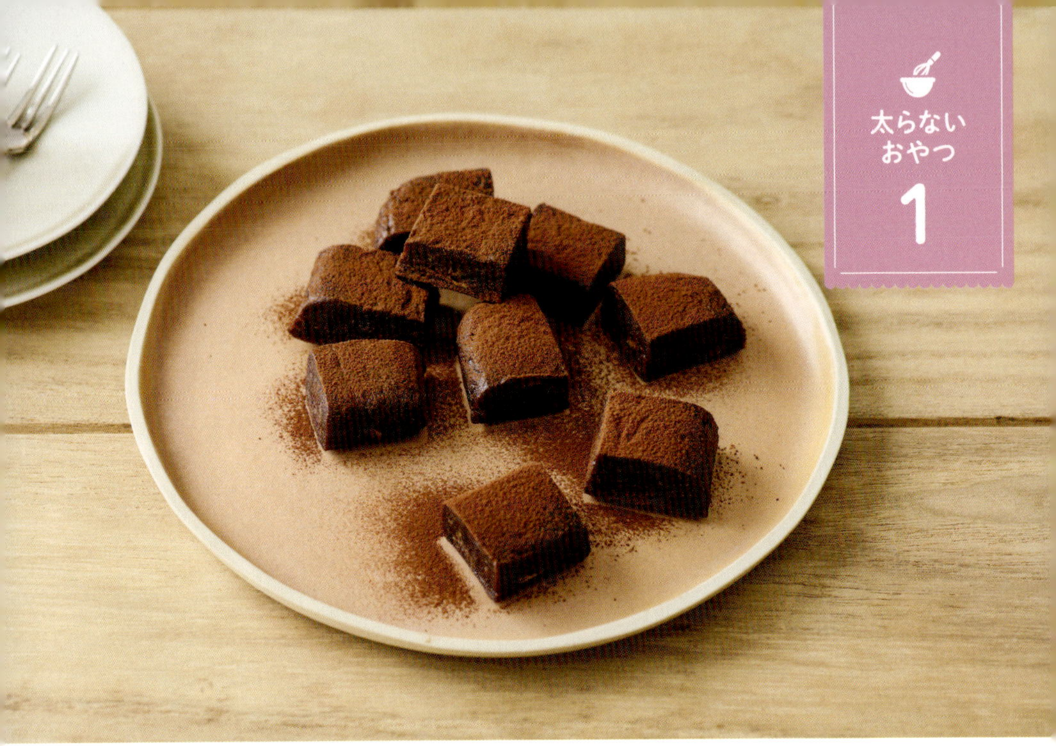

デーツチョコ

食物繊維が豊富で健康&美容効果が注目される
デーツを使った、やさしい甘さのチョコです。

材料(2～3人分)

ドライデーツ……60～70g
アーモンドミルク(牛乳、無調整豆乳でも可)……50ml
ココアパウダー……大さじ1～1.5

作り方

1 ドライデーツは刻む。

2 耐熱容器に1とアーモンドミルクを入れ、レンジ(600W)で40秒ほど加熱する。

3 デーツをへらなどでつぶすように混ぜてペースト状(ざっくりと果肉感が残ったくらいの状態でOK)にする。

4 3にココアパウダーを入れて混ぜ合わせる。タッパーなどに入れて冷蔵庫で冷やす。ほどよい固さになったら、食べやすいサイズにカットする。仕上げにココアパウダー(分量外)をふりかける。

POINT

デーツとアーモンドミルクをレンジで加熱するときにはデーツのふやけ具合、やわらかさを調整してください。冷蔵庫で固める時間も、様子を見ながらお好みの固さに。

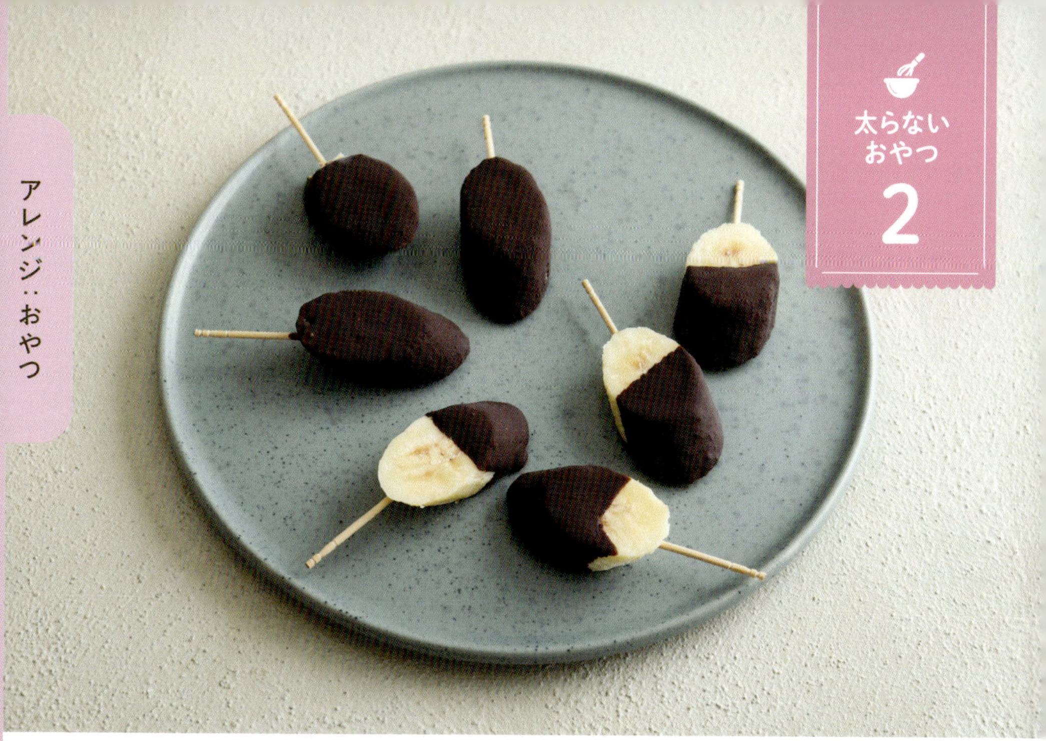

太らないおやつ 2

ぱりチョコバナナアイス

バナナを冷凍してチョコソースをくぐらせるだけ！
砂糖を使わないので子どもにもおすすめ。

材料（3〜4人分）

バナナ……2本

A
- ココナッツオイル……40g
- はちみつ……20g
- ココアパウダー……20g

作り方

1. バナナは皮をむいてお好みの厚さに切り、食べやすいように、一切れずつ楊枝を刺す。バットなどに間隔をあけて並べ、ラップをして冷凍する。
2. ボウルにAをすべて入れて、よく混ぜる。
3. 冷凍したバナナに、2で作ったチョコソースをくぐらせる。

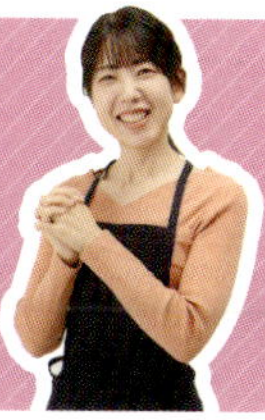

POINT

チョコソースは冬の寒い時期はすぐに固まってしまうので、湯せんをしながら混ぜるか、混ぜてからレンジで加熱を。チョコソースの代わりに、きな粉でアレンジしても、相性◎！

太らないおやつ
3

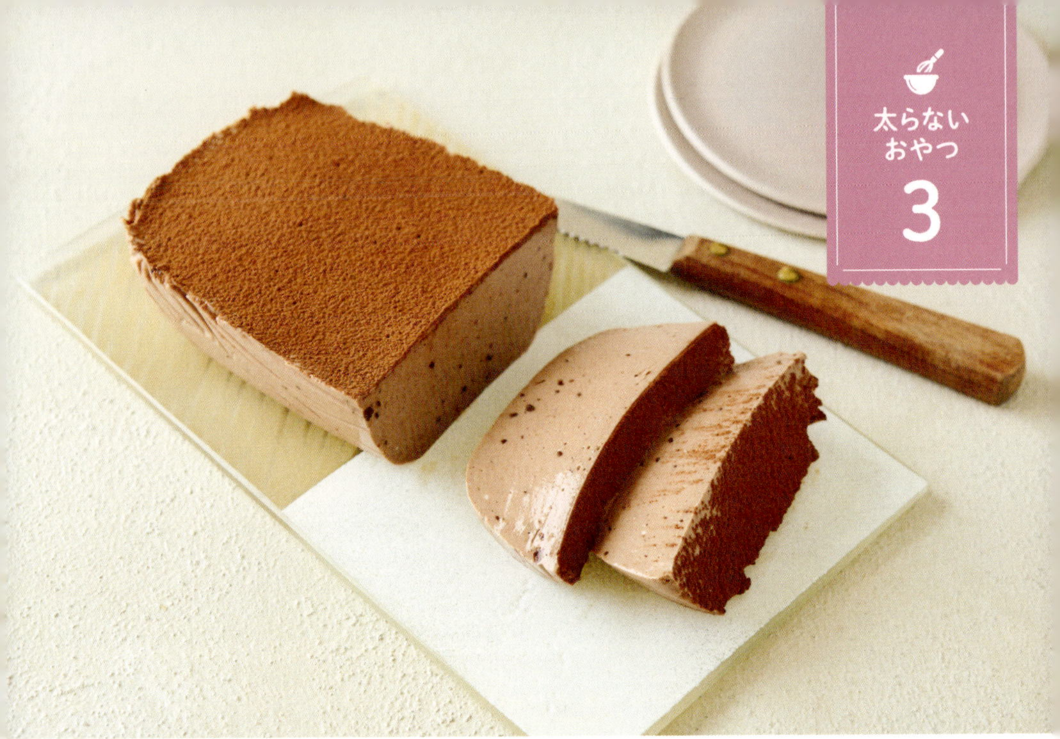

チョコテリーヌ

すっきりとした甘さとプルとろ食感が美味しい！
ヨーグルトで簡単に作れるデザートです。

材料（2～3人分）

ヨーグルト（プレーン無糖）……200g
ココアパウダー……適量
（完成したチョコテリーヌにふりかける用）

A
- 無調整豆乳……100ml
- 糖質ゼロシュガー……30g
- ココアパウダー……10g
- 粉ゼラチン……4g

作り方

1. 耐熱容器にAをすべて入れてよく混ぜたら、レンジ（600W）で1分30秒、加熱する。
2. ヨーグルトはよく混ぜて、なめらかにする。
3. ①を②に加えながら、よく混ぜる。
4. パウンド型にラップを敷いて、③を流し入れ、2時間以上冷蔵庫で冷やす。
5. 固まったら容器から取り出してお皿に盛り、仕上げにココアパウダーをふりかける。

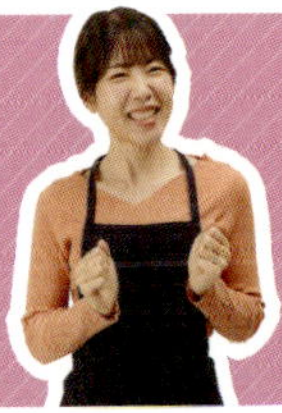

POINT

Aもヨーグルトも、なめらかになるまでよく混ぜておくと、口当たりのよいテリーヌに。一度にたくさんできますが1回1人分はひと切れで！冷蔵庫で4～5日程度保存OK。

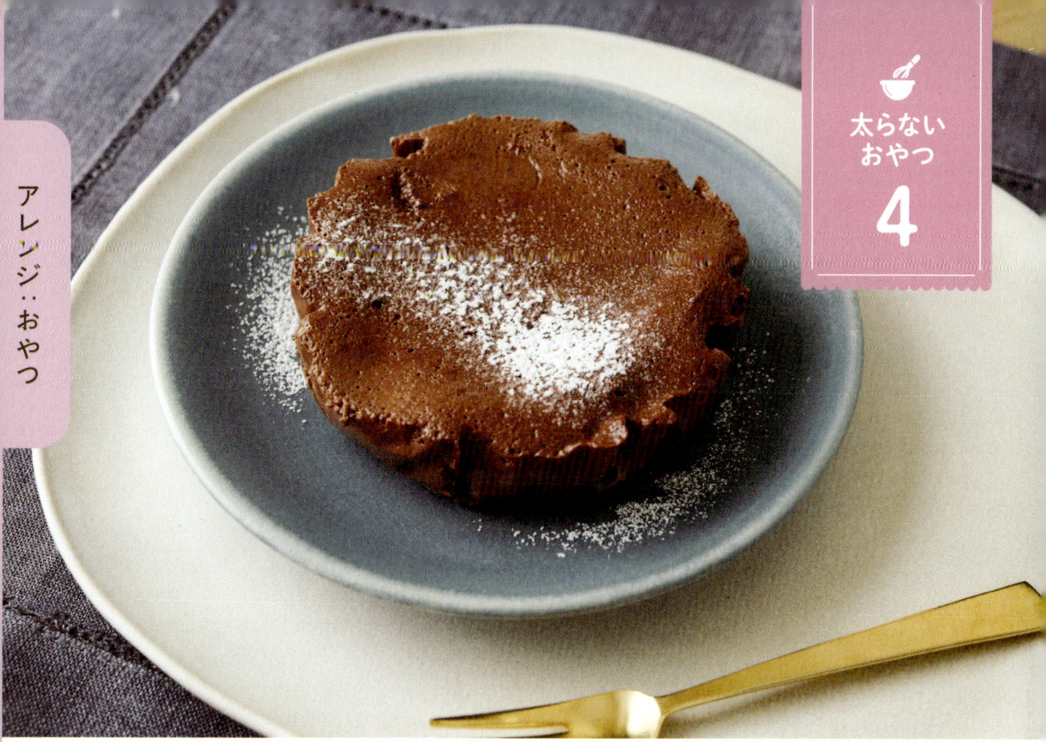

太らないおやつ 4

チョコケーキ

ダイエットには欠かせない栄養素・たんぱく質が
ギュッと詰まったギリシャヨーグルトを使って作ります。

材料（1人分）

ギリシャヨーグルト
（プレーン砂糖不使用）……100g
おからパウダー……5g
卵……1個
ココアパウダー……15g
糖質ゼロシュガー……30g
粉砂糖……お好みで仕上げに

作り方

1. 粉砂糖以外のすべての材料をボウルに入れ、よく混ぜる。
2. ココット（直径10cm）にクッキングシートをくしゃくしゃにして敷き、1を流し入れ、レンジ（600W）で2分加熱する。
3. 冷蔵庫でひと晩冷やす。
4. ココットから取り出し、お好みで粉砂糖を茶こしに入れてふりかける。

POINT

濃厚でクリーミーな味わいのギリシャヨーグルトには、たんぱく質はもちろん乳酸菌も多く含まれています。お腹の調子を整え、代謝アップをサポートしてくれます。

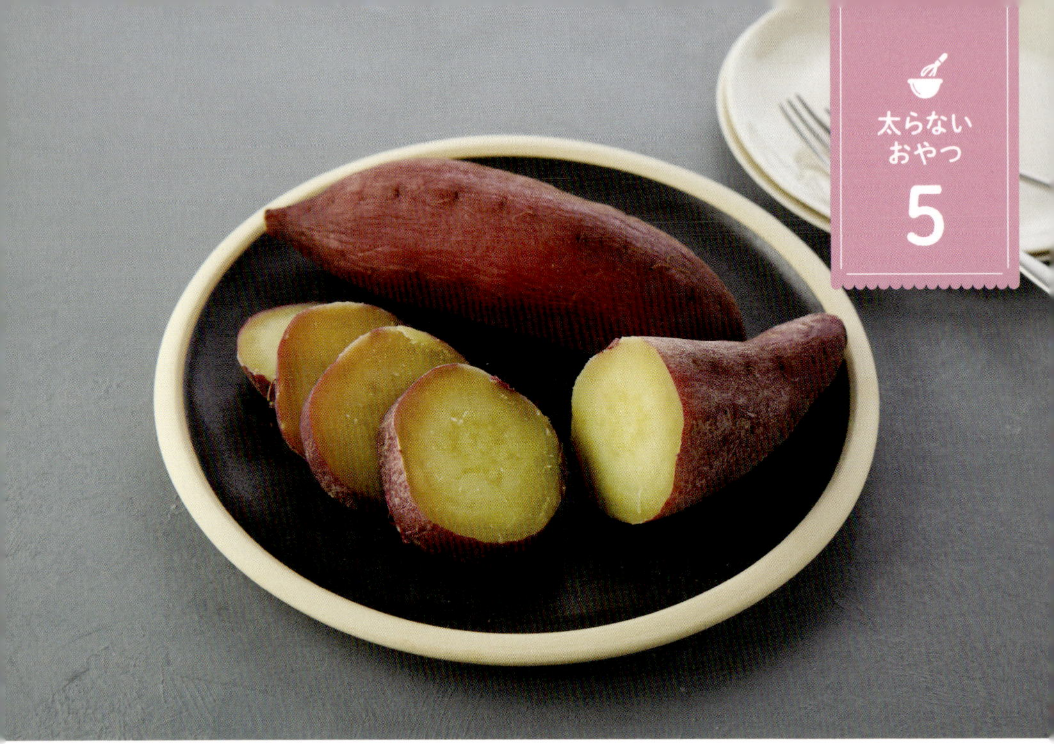

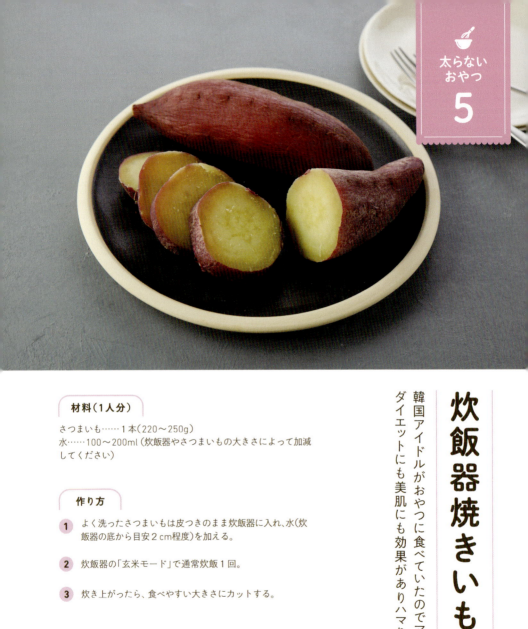

太らないおやつ 5

炊飯器焼きいも

韓国アイドルがおやつに食べていたのでマネしたら、ダイエットにも美肌にも効果がありハマりました！

材料（1人分）

さつまいも……1本（220～250g）
水……100～200ml（炊飯器やさつまいもの大きさによって加減してください）

作り方

1 よく洗ったさつまいもは皮つきのまま炊飯器に入れ、水（炊飯器の底から目安2cm程度）を加える。

2 炊飯器の「玄米モード」で通常炊飯1回。

3 炊き上がったら、食べやすい大きさにカットする。

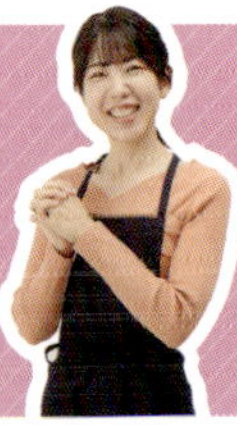

POINT

私のお気に入りはしっとりとした食感の「シルクスイート」。皮ごと食べてダイエットに効果的な栄養を丸ごといただいちゃいましょう！

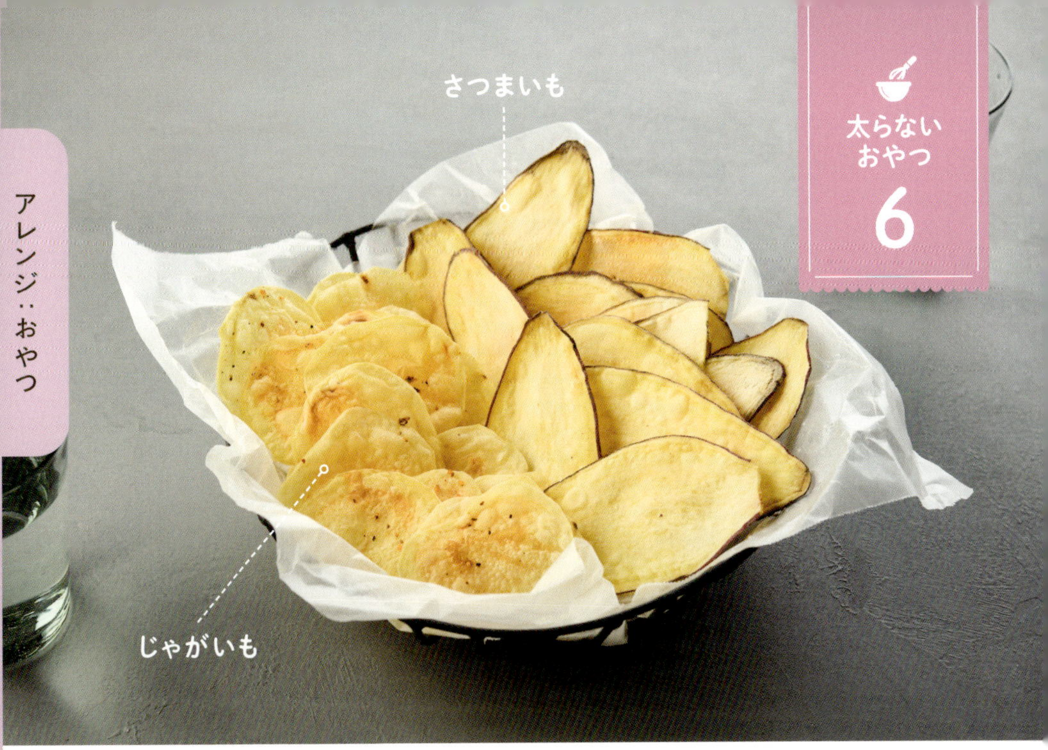

太らないおやつ 6

レンチンポテトチップス

スライスしてレンジで加熱するだけ。驚くほどパリパリに仕上がる揚げないポテトチップス！

材料（2〜3人分）

じゃがいも……1個（150g）
さつまいも……1本（220〜250g）
塩……少々

作り方

1. じゃがいも、さつまいもはよく洗って、皮つきのまま、それぞれ薄く切る（スライサー使用がおすすめ。じゃがいもは1mm以下の薄さに、さつまいもは1.5mmくらいのほうが野菜の美味しさを感じられる）。
2. 1を水にさらしてアク抜きをする。
3. キッチンペーパーで、アク抜きをしたじゃがいもと、さつまいもの水分を拭き取る。
4. 3のじゃがいも、さつまいもをそれぞれ別のお皿に、重ならないように並べる。じゃがいもはレンジ（600W）で5分程度、さつまいもはレンジ（600W）で10分程度加熱する。

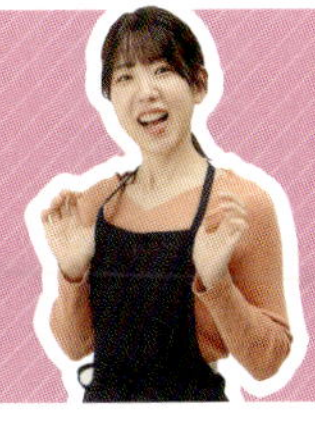

POINT

塩気が欲しい人は、レンジに入れる前に塩をほんの少し軽くふりかけてOK。レンジで加熱する際は、火の通りにムラができやすいので途中でマメにひっくり返してね。

おわりに

ストレスフリーで理想の体と美肌に

『しっかり食べて体重マイナス14kg！　ついでに腸活でするするやせる！　マジやせ黄金比レシピ』はいかがだったでしょうか？　２０２３年12月に前作を出版してから約1年で、２冊目の本をみなさまにお届けできることを、大変うれしく思っています。

実は、前作が発売されたあとに、「14kgやせたときに食べていたレシピを教えてほしい」「おかずになる、たんぱく質・脂質のメニューってどんなものがいいの？」など、ダイエット中の食事についてたくさんの声をいただきました。

そこで、「今度はまる式食べやせ法の教科書を作りたい！」と思ってできたのが、この本です。食事でやせようとすると、「いかにもダイエット」といった質素なごはんになってしまいがちですが、それでは長続きせず、ストレスでドカ食いをしたり、挫折してしまう要因にもなります。

ダイエット成功の秘訣は、継続です。「黄金比」と「腸活」で、しっかり食べて自分を追い込まずゆるく続けて、あなたも理想の体と美肌を手に入れてくださいね。必ず変われますよ。応援しています。

まる

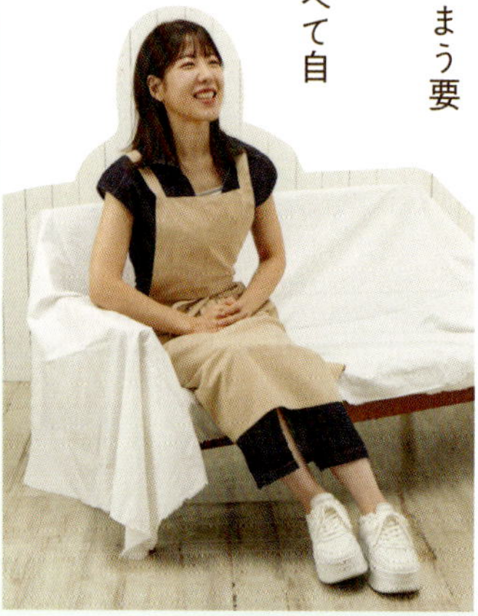

1人分のカロリーと栄養素がすぐにわかる!

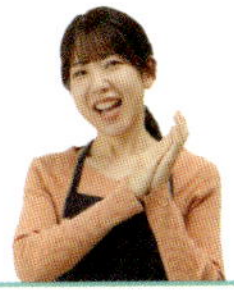

マジやせ黄金比レシピ 早見表

今回の本で紹介した料理の1人分のカロリー、たんぱく質、脂質、糖質を一覧表にしました。各料理の1人分を食べたときに、どんな栄養素が、どれくらい摂取できるのかが、ひと目でわかります。黄金比の「1（たんぱく質・脂質）:1（糖質）:2（野菜・副菜）」を実践するときに参考にしてくださいね。

●例えば……

「和風ポキ1人分は、たんぱく質23.5g＋脂質13.5g＝37g、糖質は4.4gなので、あと糖質32.6g分のごはんを一緒に食べれば、たんぱく質・脂質と糖質もどちらも37gで1：1になる！　野菜・副菜はどうしようかな」といった感じです。でも、計算が面倒だったら、とにかく丸い大きなお皿に1：1：2の割合になるように盛り付ければOK！

※「全量」と書かれているのは、掲載ページの料理写真に映っている全部の量のことです。そこから1人分のデータを算出し、一緒に紹介しています。

	料理名	掲載ページ	1人分のカロリー（kcal）	1人分のたんぱく質（g）	1人分の脂質（g）	1人分の糖質（g）
たんぱく質・脂質編	和風ポキ	38	360	35.4	15.7	15.2
	サーモンとチーズのマリネ	39	166	13.0	12.4	1.7
	腸活ハンバーグ	40	352	23.3	15.0	23.4
	豚しゃぶ <たれなし>	42	207	22.7	12.0	1.9
	腸活プルコギ	44	319	22.3	16.0	18.6
	ジューシーしょうが焼き	45	231	21.2	12.6	5.8
	揚げないヤンニョムチキン	46	219	26.6	10.3	7.7
	➡ アレンジ：さば	46	268	21.6	19.3	8.0
	きのことチキンのクリーム煮	48	253	31.9	9.1	12.6
	鶏むねの塩麹焼き	49	142	31.5	2.6	0.2
	ぷりぷり鶏ハム	50	240	32.0	11.9	3.4
	鮭のみそヨーグルト焼き	51	181	22.7	6.5	7.0
	腸活チーズタッカルビ	52	407	33.4	14.3	38.2
	タンドリーチキン	53	206	27.5	9.4	5.3

	料理名	掲載ページ	1人分のカロリー(kcal)	1人分のたんぱく質(g)	1人分の脂質(g)	1人分の糖質(g)
たんぱく質・脂質編	バターチキンカレー ＜ごはんあり＞	54	439	30.5	12.6	51.2
	たまごサラダ	56	56	4.6	4.0	0.5
	➡アレンジ：ブロッコリーと アボカドのタルタルサラダ	56	190	7.4	15.5	4.2
	チキングリルの麹だれ （チキン南蛮風）	57	237	32.6	12.7	0.8
	えびたま炒め	58	203	27.6	10.0	1.7
	えびときのこの麹キッシュ	59	243	25.7	9.6	15.1
	チキンときのこのトマト煮	60	244	28.3	10.9	9.5
	よだれ鶏	61	227	32.8	10.3	2.4
	よだれなす	61	47.5	2.0	1.6	5.3
	よだれ卵	61	102	7.8	7.0	1.5
	レンチンチャーシュー	62	225	26.1	7.8	9.1
	納豆麹 ＜作り置き全量620g＞	63	740	36.0	26.0	65.9
	納豆麹 ＜1人分62g＞	63	74	3.6	2.6	6.6
	炊飯器ローストビーフ	64	276	26.4	12.4	11.1
	煮卵＆ぽりぽり大根 ＜作り置き全量＞	66	778	55.2	40.8	46.4
	煮卵1個＆ぽりぽり大根 ＜1人分＞	66	97.2	6.9	5.1	5.8
	炊飯器牛すじ煮込み	67	206	30.1	5.0	8.9
	炊飯器肉豆腐	68	348	34.2	13.5	18.3
	炊飯器参鶏湯	69	284	34.7	9.1	13.1

	料理名	掲載ページ	1人分のカロリー(kcal)	1人分のたんぱく質(g)	1人分の脂質(g)	1人分の糖質(g)
たんぱく質・脂質編	小松菜とひじきそぼろ煮	70	289	25.9	15.5	10.7
	さば缶レシピ・あら汁	72	220	19.3	13.9	3.9
	さば缶レシピ・マリネ	72	254	16.8	18.9	4.1
	さば缶レシピ・なめろう	72	302	17.7	20.6	13.1
	ツナ缶のリエット	74	40	4.7	1.6	1.6
	美腸つくね ＜12個＞	75	839	75.7	34.9	43.3
	美腸つくね ＜1人分（4個）＞	75	280	25.2	11.6	14.4
	枝豆の冷製スープ	76	222	16.0	12.4	10.2
	キムチ&とろとろ豆腐スープ	77	74	5.8	4.0	3.5
野菜・副菜編	塩麹シチュー	82	413	35.2	13.7	39.9
	炊飯器ミネストローネ	83	128	11.5	3.4	11.9
	腸活きのこわかめ	84	29	1.6	1.0	2.1
	アボカドのフルーツサラダ	85	226	3.1	17.3	13.5
	水菜とカニカマのサラダ	86	136	6.3	7.5	8.8
	しらたきペペロン	87	84	1.8	7.3	1.1
	小松菜のにんにく炒め	88	52	1.6	3.2	1.8
	ナムル3選 にんじんとほうれん草のナムル ＜作り置き全量＞	89	212	4.7	13.2	13.2
	にんじんとほうれん草のナムル ＜1人分＞	89	70.6	1.6	4.4	4.4
	ナムル3選 きのこのナムル ＜作り置き全量＞	89	324	6.8	25.6	11.4

	料理名	掲載ページ	1人分のカロリー(kcal)	1人分のたんぱく質(g)	1人分の脂質(g)	1人分の糖質(g)
野菜・副菜編	きのこのナムル <1人分>	89	108	2.3	8.5	3.8
	ナムル3選・おくらのナムル <作り置き全量>	89	129	2.2	8.4	6.8
	おくらのナムル <1人分>	89	43	0.7	2.8	2.3
	玉ねぎポタージュ	90	77	2.6	0.2	12.0
	チキンム <作り置き全量>	91	72	1.8	0.3	49.8
	塩麹ぽりぽり大根 <作り置き全量>	91	130	4.2	4.4	15.3
	にんじんとハムのマヨサラダ <作り置き全量>	92	245	10.2	17.0	11.0
	切り干し大根のトマト煮	93	104	6.9	2.5	10.9
	絶品トマトサラダ	94	97	2.2	8.1	4.2
	トマトときゅうりの塩糀レモンサラダ	95	119	2.2	7.9	8.9
	カリカリきのこのサラダ	96	44	2.1	2.3	2.5
	腸活きのこマリネ <作り置き全量>	97	282	10.7	13.7	19.0
	腸活チャプチェ	98	277	16.8	13.9	21.0
	蒸し玉ねぎ	99	88	2.3	2.8	13.2
	田舎風ねばねばサラダ	100	66	3.5	0.4	10.1
	腸活コールスロー	101	152	6.0	7.8	14.7
アレンジ編	炊飯器でワンプレート1 鮭のプレート／ 鮭ときのこのしょうゆ麹バター	106	172	23.5	8.3	1.2
	小松菜の混ぜ込みごはん <全量、1.5合>	106	781	15.0	2.2	173.9
	和風ポテサラ	106	50	3.9	0.2	4.9

	料理名	掲載ページ	1人分のカロリー(kcal)	1人分のたんぱく質(g)	1人分の脂質(g)	1人分の糖質(g)
アレンジ編	炊飯器でワンプレート2 ハッシュドビーフプレート／ハッシュドビーフ+ライス1人分120g	108	359	17.5	9.5	50.2
	目玉焼き	108	75	6.5	5.4	0.2
	炊飯器でワンプレート3 タコライスプレート／タコミート	110	143	12.5	8.3	5.9
	ごはん<全量、1.5合>	110	770	13.7	2.0	173.5
	きのこのしょうゆ麹バター	110	35	2.3	1.8	1.8
	炊飯器でワンプレート4 ささみのプレート／ささみの梅しそキャベツ	112	132	26.0	1.2	5.6
	厚揚げと小松菜の白だし煮	112	111	8.4	8.4	0.7
	ごまごはん<全量、1.5合>	112	806	14.9	5.3	173.8
	炊飯器でワンプレート5 カオマンガイのプレート／カオマンガイ	114	161	25.8	7.4	0.4
	鶏だしごはん<全量、1.5合>	114	770	13.7	2.0	173.5
	具だくさんスープ	114	41	1.2	0.2	8.1
	デーツチョコ	116	84	1.2	0.9	16.4
	ぱりチョコバナナアイス<全量>	117	648	5.6	44.6	54.3
	ぱりチョコバナナアイス<1人分2本あたり>	117	81	0.7	5.6	6.8
	チョコテリーヌ	118	77	5.8	3.8	15.1
	チョコケーキ	119	249	20.8	13.6	38.2
	炊飯器焼きいも	120	274	1.9	1.1	65.5
	レンチンポテトチップス	121	117	1.5	0.4	24.9

著者：まる

インスタグラムのフォロワー43万人超（2024年12月現在）。「ダイエットのモチベを上げる人」として、短期集中ダイエットを全力応援し続けるママダイエッター。万年ぽっちゃりで、一時はウエストが90センチ超、体脂肪は34％を記録。そこから「本気やせ」を目標に、3か月で－12キロ、最終的に－14キロを達成する。インスタグラムの投稿には1万を超えるコメントがつくなど熱い支持を集める。最近はしっかり食べてもやせられる黄金比1：1：2の「まるごはん」のレシピ考案に力を注ぎ、人気を博している。

Instagram @honkidasumaru
X @honkidasumaru
YouTube @honkidasumaru

しっかり食《た》べて体重《たいじゅう》マイナス14kg！
ついでに腸活《ちょうかつ》でするするやせる！

マジやせ黄金比《おうごんひ》レシピ

2025年1月29日　初版発行
2025年2月5日　再版発行

著者　まる
発行者　山下　直久
発行　株式会社KADOKAWA
〒102-8177　東京都千代田区富士見2-13-3
電話：0570-002-301（ナビダイヤル）
印刷所　大日本印刷株式会社
製本所　大日本印刷株式会社

●お問い合わせ
https://www.kadokawa.co.jp/（「お問い合わせ」へお進みください）
※内容によっては、お答えできない場合があります。
※サポートは日本国内のみとさせていただきます。
※Japanese text only

定価はカバーに表示してあります。

ISBN 978-4-04-607346-4 C0077